Klinischer Erfolg ist der ultimative Test.
Dieses Buch verändert unser heutiges
medizinisches Denken.
Bereiten Sie sich vor auf GESUNDHEIT.

„Dies ist mehr als ein Buch - es ist ein starkes Werkzeug zur Selbsthilfe. In einer Zeit, in der wir das Vertrauen in die innere Weisheit unseres Körpers verloren haben, bietet Andreas Moritz ein einfaches Mittel zur Unterstützung der Selbstheilungskräfte. Es ist einfach, billig und leicht durchzuführen. Die Heilung, die bei mir und meinen Patienten eingetreten ist, hat unser Leben verändert."
Gene L. Pascucci, BS DDS. (Zahnarzt, Metaphysiker und Mystiker, lebt in Reno, Nevada, USA)

„Ich wurde neugierig, als ich über einen Freund von der Leberreinigung erfuhr. Dennoch habe ich sie einige Monate lang aufgeschoben. Da ich über mehrere Jahre hinweg unter gravierenden gesundheitlichen Problemen litt, habe ich schlussendlich den Sprung gewagt, jedoch ohne großartige Ergebnisse zu erwarten. Zu meiner großen Überraschung schied ich am nächsten Tag um die sechshundert Gallensteine verschiedener Größen und Farben aus. Die Erleichterung kam unverzüglich. Ich war ruhiger, geriet nicht so schnell in Hektik und meine Gedanken wurden viel klarer. Inzwischen habe ich fünf Reinigungen hinter mir und bin fast wieder in einem normalen Gesundheitszustand. Ich habe zwar zusätzlich zu dieser Reinigungstechnik andere Behandlungsmethoden angewandt, doch bin ich der Meinung, dass die Leber- und Gallenblasenreinigung erheblich zu meiner Genesung beigetragen hat. Sie wird mit Sicherheit Teil meines Programms zur Gesundheitserhaltung werden - für den Rest meines Lebens."
Dr. Diane Phillips, MB BS BSc, Großbritannien.

I

Weitere Bücher von Andreas Moritz

• • •

Timeless Secrets of Health and Rejuvenation

Lifting the Veil of Duality

Cancer Is Not a Disease

It's Time to Come Alive

Simple Steps to Total Health

Heart Disease No More!

Diabetes—No More!

Ending the AIDS Myth

Heal Yourself With Sunlight!

Hear the Whispers, Live Your Dream (July 2008)

Sacred Santémony

Ener-Chi Art

Andreas Moritz

voxverlag.de

Aus rechtlichen Gründen

Der Verfasser dieses Buches, Andreas Moritz, befürwortet nicht eine bestimmte Art der Gesundheitsvorsorge. Er glaubt jedoch, dass die Fakten, die Statistiken und das Wissen, die hier vermittelt werden, jeder Person zugänglich gemacht werden sollten, für die es wichtig ist, ihre Gesundheit zu verbessern. Der Verfasser hat versucht, die besprochenen Themen umfassend und verständlich zu erklären und sich um Exaktheit und Vollständigkeit der Informationen, die nicht von ihm stammen, bemüht; jedoch übernehmen er und der Verleger keine Verantwortung für Fehler, Ungenauigkeiten, Unterlassungen oder jegliche andere Form von Widerspruch. Jegliche Kränkung von Personen oder Organisationen ist ungewollt. Dieses Buch ist nicht dazu bestimmt, die Beratung und Behandlung durch einen praktizierenden spezialisierten Arzt zu ersetzen. Der Gebrauch der hier enthaltenen Informationen unterliegt völlig dem Urteilsvermögen des Lesers. Weder Verfasser, noch Verleger sind für irgendwelche nachteiligen Wirkungen oder Folgen der in diesem Buch beschriebenen Mittel oder Abläufe verantwortlich. Die hier gemachten Aussagen erfüllen lediglich informative und theoretische Zwecke und basieren vorwiegend auf der eigenen Meinung und den Theorien von Andreas Moritz. Sie sollten immer einen Gesundheitsberater konsultieren, bevor Sie Mittel zur Diät oder Nahrungsergänzung oder pflanzliche oder homöopathische Mittel zu sich nehmen oder bevor sie eine Therapie beginnen oder abbrechen. Der Verfasser beabsichtigt nicht, medizinische Ratschläge oder einen Ersatz dafür zu geben und gibt keine direkte oder indirekte Garantie im Zusammenhang mit irgendwelchen Produkten, Verfahren oder Therapien. Falls nicht anders vermerkt, wurden die Aussagen in diesem Buch weder von der Amerikanischen Food & Drug Administration noch von der Federal Trade Commission überprüft oder anerkannt. Der Leser ist aufgefordert, seinen eigenen Verstand zu benutzen oder für an seine Probleme angepasste Anwendungen einen holistisch arbeitenden Facharzt oder seinen Hausarzt zu konsultieren.

ISBN: 978-3-9812215-0-3

Druck und Vertriebsrechte: **voxverlag.de,** D- 04651 Bad Lausick, Germany

Deutsche Ausgabe, *Die wundersame Leber- & Gallenblasenreinigung,* 2008
Deutsche Übersetzung von Pascale Dhoop, Dr. phil./USA
Titelbild (Ener-chi Art für die Leber): von Andreas Moritz

Die wundersame Leber- & Gallenblasen-Reinigung

*Ein kraftvolles Verfahren zur Verbesserung
Ihrer Gesundheit und Vitalität*

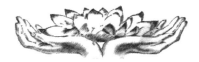

Ihre Gesundheit liegt in Ihren Händen

Inhaltsverzeichnis:

Einleitung   1

Kapitel 1:

**Gallensteine in der Leber: Ein schweres gesundheitliches
Risiko**   7

- Die Bedeutung der Galle   12

Störungen des Verdauungssystems   13

  - Erkrankungen im Mundbereich   14

  - Erkrankungen des Magens   16

  - Erkrankungen des Pankreas (Bauchspeicheldrüse)   18

  - Erkrankungen der Leber   20

  - Erkrankungen der Gallenblase und der Gallengänge   24

  - Erkrankungen des Darms   28

Herz-Kreislaufstörungen   30

  - Koronare Herzkrankheit   30

  - Erhöhter Cholesterinspiegel   36

  - Schlechter Kreislauf, Vergrößerung des Herzens und   40
der Milz, Krampfadern, Lymphstau, Hormonstörungen

Störungen des Atemsystems   48

Störungen des Harnsystems   50

Störungen des Nervensystems   55

Erkrankungen der Knochen   58

Erkrankungen der Gelenke   60

Störungen der Geschlechtsorgane   63

Störungen der Haut   65

  - Schlussfolgerung   66

Kapitel 2:

Wie erkenne ich, dass ich Gallensteine habe? 67

Anzeichen und Merkmale 67

   - Die Haut 67

   - Die Nase 69

   - Die Augen 70

   - Zunge, Mund, Lippen und Zähne 72

   - Hände, Fingernägel und Füße 74

   - Die Beschaffenheit des Stuhls 75

   - Schlussfolgerung 76

Kapitel 3:

Die häufigsten Ursachen von Gallensteinen 77

1. Ernährung 79

   - Übermäßiges Essen 79

   - Essen zwischen den Mahlzeiten 80

   - Schwere Mahlzeiten am Abend 82

   - Übermäßiger Eiweißkonsum 83

   - Andere Nahrungsmittel und Getränke 85

   - Ein Wort zu den Auswirkungen von raffiniertem 87
   und unraffiniertem Salz

   - Dehydratation 89

   - Schneller Gewichtsverlust 91

   - Fettarme Diäten 92

2. Synthetische Pharmazeutika 94

   - Hormonsubstitutionstherapie (HST) und Antibaby- 94
   pille

   - Andere synthetische Pharmazeutika 95

   - Fluorid-Vergiftung 97

3. Lebensweise 99

   - Störung des Biorhythmus 99

- Die natürlichen Schlaf/Wach - Zyklen 100

- Natürliche Zeiten für Mahlzeiten 102

4. ***Diverse Ursachen*** 103

- Stundenlanges Fernsehen 103

- Emotionaler Stress 104

- Herkömmliche Behandlungsmethoden bei Gallen- 106
steinen

1. Auflösen der Gallensteine 107

2. Stosswellen 107

3. Operation 108

- Schlussfolgerung 110

Kapitel 4:

Die Leber- und Gallenblasenreinigung 111

- Vorbereitung 112

- Die eigentliche Reinigung (Ausscheidungsphase) 114

- Die Ergebnisse, die Sie erwarten können 117

Haben Sie Schwierigkeiten mit der Leberreinigung? 123

- Intoleranz gegenüber Apfelsaft 123

- Intoleranz gegenüber Bittersalz 123

- Intoleranz gegenüber Olivenöl 123

- Sie leiden unter einer Gallenblasenerkrankung oder 124
Sie haben keine Gallenblase mehr

- Wer Apfelsaft nicht trinken sollte 124

- Die Leberreinigung hatte nicht den erhofften Erfolg 125

- Kopfschmerzen oder Übelkeit in den Tagen nach 126
der Reinigung

- Übelkeit während der Reinigung 127

Kapitel 5:

Gallensteine verhindern: eine einfache Anleitung   128

1. Reinigen Sie zweimal im Jahr Ihre Leber   128
2. Halten Sie Ihren Darm sauber   128
3. Die Nierenreinigung   133
4. Trinken Sie oft ionisiertes Wasser   135
5. Nehmen Sie lebenswichtige ionische Mineralstoffe   136
6. Trinken Sie genügend Wasser   138
7. Reduzieren Sie den Alkoholkonsum   142
8. Vermeiden Sie übermäßiges Essen   143
9. Essen Sie zu regelmäßigen Zeiten   143
10. Ziehen Sie eine vegetarische Ernährung vor   144
11. Vermeiden Sie kalorienreduzierte Nahrungsmittel („Light"-Produkte)   145
12. Essen Sie unraffiniertes Meersalz   146
13. Die Bedeutung von *Ener-Chi Art*   147
14. Ausreichend Schlaf   148
15. Vermeiden Sie, sich zu überarbeiten   150
16. Treiben Sie regelmäßig Sport   151
17. Setzen Sie sich regelmäßig der Sonne aus   153
18. Nehmen Sie Leberkräuter   154
19. Wenden Sie täglich die Öltherapie an   155
20. Entfernen Sie alle Amalgamfüllungen   156
21. Bringen Sie Ihre emotionale Gesundheit ins Gleichgewicht   157

Kapitel 6:

Was kann ich von einer Leberreinigung erwarten?   161

- Ein Leben frei von Erkrankungen   161
- Verbesserte Verdauung, Energie und Vitalität   163
- Schmerzfrei sein   165
- Ein flexibler Körper   166
- Umkehr des Alterungsprozesses   167
- Innere und äußere Schönheit   169
- Verbesserte emotionale Gesundheit   169
- Ein klarer Geist und erhöhte Kreativität   170

Kapitel 7:

Erfahrungsberichte   172

Meine eigene Geschichte   178

Kapitel 8:

Häufig gestellte Fragen   180

Schlussbemerkungen   193

Über den Autor   195

Produktinformationen   196

Colon-Hydro-Therapeuten   197

in Deutschland, Österreich und Schweiz

Bezugsquellen   198

EINLEITUNG

Viele Menschen glauben, dass Gallensteine ausschließlich in der Gallenblase zu finden sind. Dies ist eine geläufige, jedoch falsche Annahme. Die meisten Gallensteine bilden sich in der Leber und verhältnismäßig wenig in der Gallenblase. Sie können diese Aussage leicht prüfen, indem Sie eine Leberreinigung durchführen. Es ist dabei unwichtig, ob Sie Laie, Mediziner oder Wissenschaftler sind, oder jemand, der keine Gallenblase mehr hat und daher frei von Gallensteinen sein sollte. Die Ergebnisse einer Leberreinigung sprechen Bände. Keine wissenschaftlichen Beweise oder medizinische Erklärungen könnten sie wertvoller machen, als sie es schon sind. Wenn Sie nach Ihrer ersten Leberreinigung Hunderte grüner oder beiger Gallensteine im Toilettenbecken schwimmen sehen, wissen Sie instinktiv, dass Sie etwas Wichtiges in Ihrem Leben entdeckt haben. Um Ihrer Neugierde nachzugehen, werden Sie vielleicht die Steine zur chemischen Analyse in ein Labor schicken oder Ihren Arzt fragen, was er von all diesem hält. Das Wichtigste an diesem Experiment ist jedoch die Tatsache, dass Sie aktiv Verantwortung für Ihre eigene Gesundheit übernommen haben, vielleicht zum ersten Mal in Ihrem Leben.

Es hat nicht jeder Ihr Glück. Schätzungsweise werden 20% der Weltbevölkerung irgendwann in ihrem Leben Gallensteine in der Gallenblase entwickeln. Diese Zahl erfasst jedoch nicht die vielen Menschen, die Gallensteine in ihrer Leber entwickeln werden oder sie schon haben. Während meiner dreißigjährigen Laufbahn als Naturheilpraktiker habe ich Tausende von Patienten mit allen möglichen Krankheiten behandelt. Ich kann belegen, dass jeder von ihnen eine erhebliche Zahl an Gallensteinen in der Leber hatte. Es ist erstaunlich, dass nur wenige von ihnen Gallensteine in der Gallenblase hatten. Gallensteine in der Leber sind, wie Sie in diesem Buch erfahren werden, das Haupthindernis zum Erreichen und zur Erhaltung guter Gesundheit, Jugend und Vitalität. Sie sind in der Tat

1

eine der Hauptursachen, weshalb Menschen krank werden und sich nur schwer von Krankheiten erholen.

Die fehlende Erkenntnis, dass Gallensteine sich in der Leber bilden, könnte eines der bedauerlichsten Versäumnisse der Medizin sein, orthodox und alternativ. Dass die konventionelle Medizin sich für die Diagnostik so sehr auf Bluttests stützt, kann von großem Nachteil sein, wenn man die Gesundheit einer Leber bewerten möchte. Die meisten Menschen mit gesundheitlichen Beschwerden haben ganz normale Leberenzym-Werte, auch wenn ihre Leber verstopft ist. Eine verstopfte Leber ist eines der häufigsten gesundheitlichen Probleme, doch die Schulmedizin erwähnt sie nicht und hat auch keine Möglichkeit, diesen Zustand zu diagnostizieren. Die Leberenzym-Werte erhöhen sich nur, wenn die Leber schon sehr geschädigt ist, wie zum Beispiel bei einer Hepatitis oder einer Leberentzündung. Leberzellen enthalten viele Enzyme und wenn diese platzen, gelangen die Enzyme in das Blut und signalisieren dadurch Probleme in der Leber. Doch bis dahin ist der Schaden schon entstanden. Es braucht Jahre bis in einer verstopften Leber ein solches Ereignis statt findet. Daher sind die typischen klinischen Tests keine verlässliche Methode, Gallensteine in der Leber aufzuspüren.

Indem Sie verstehen, wie Gallensteine in der Leber zu fast jeder Art von Krankheit führen und wie Sie diese Steine auf einfache Weise entfernen können, versetzen Sie sich in die Lage, dauerhaft für Ihre Gesundheit und Vitalität Verantwortung zu übernehmen. Die Auswirkungen von Leberreinigungen bei Ihnen selbst oder wenn Sie Heilpraktiker sind, bei Ihren Patienten, sind unglaublich befriedigend. Eine gereinigte Leber bringt Ihnen ein neues Leben.

Die Leber hat die direkte Kontrolle über das Wachstum und die Tätigkeit jeder Körperzelle. Funktionsstörungen oder ungewöhnliches Wachstum der Zellen sind hauptsächlich auf eine schlechte Leberfunktion zurückzuführen. Wegen ihres außerordentlichen Aufbaus „scheint" die Leber oft normal zu funktionieren (ausgeglichene Blutwerte), auch wenn sie bis zu 60% ihrer ursprünglichen Effizienz verloren hat. So irreführend es auch für den Patienten und seinen Arzt erscheinen mag, der Ursprung der meisten Krankheiten lässt sich leicht bis zur Leber zurückverfolgen.

Alle Krankheiten oder Symptome schlechter Gesundheit rühren von einer Art „Verstopfung" her. Wenn ein Blutgefäß blockiert und daher nicht mehr in der Lage ist, eine Zellgruppe schnell mit lebensnotwendigem Sauerstoff oder Nährstoffen zu versorgen, werden diese Zellen auf spezifische Überlebensmaßnahmen zurückgreifen. Zwar werden viele der betroffenen Zellen diese „Hungersnot" nicht überleben und einfach absterben. Andere Zellen jedoch werden lernen, sich dieser ungünstigen Situation anzupassen (Zellmutation) und sich von toxischen Stoffwechselabfallprodukten zu ernähren. Auch wenn solch eine Überlebensstrategie den sofortigen Verfall des Körpers durch Vergiftung verhindert, tendieren wir dazu, sie „Krankheit" zu nennen. In diesem Fall lautet die Krankheit Krebs.

Es gibt andere, offensichtlichere Verstopfungen, die unser Wohlbefinden einschränken. Ein ständig verstopfter Darm verhindert, dass der Körper die im Stuhl enthaltenen Schlacken beseitigen kann. Das Zurückhalten von Schlacken im Enddarm führt zu einem vergifteten Dickdarm und, wenn die Situation nicht bereinigt wird, zu einem vergifteten Körper. Nierenentzündungen und -versagen entstehen, wenn ein Stein den Fluss des Urins in den Nieren oder in der Blase verhindert. Die Anhäufung von anorganischen Ablagerungen im Harnsystem kann zu Wasseransammlungen und Gewichtszunahme führen. Wenn verhärteter Schleim die Luftröhren Ihrer Lungen blockiert, geht Ihnen buchstäblich die Luft aus. Schlechtes Gehör entsteht, wenn klebriger Schleim sich in den Gängen zwischen Hals und Ohren festsetzt. In gleicher Weise kann eine durch stark säurebildende Nahrungsmittel oder Getränke verursachte Verdickung des Blutes dessen Fluss durch die feinen Blutgefäße und Arterien beeinträchtigen und viele Probleme im Körper verursachen, von Hautirritationen bis hin zu Arthritis, Herzversagen oder Schlaganfall.

Diese und vergleichbare Verstopfungen im Körper haben direkt oder indirekt mit einer eingeschränkten Leberfunktion zu tun - vor allem mit einem durch Gallensteine in der Leber und in der Gallenblase verursachten Gallenstau. Klümpchen aus geronnener Galle (Gallensteine) in diesen Organen behindert in hohem Maße solche lebenswichtige Prozesse wie die Verdauung von

Lebensmitteln, das Ausscheiden von Schlacken und die Entgiftung schädlicher Substanzen im Blut. Indem die Gallengänge der Leber und der Gallenblase gereinigt werden, können die 60-100 Trillionen Zellen des Körpers wieder mehr Sauerstoff „atmen", genügend Nährstoffe erhalten, ihre Stoffwechselabfallprodukte effizient beseitigen und eine perfekte Kommunikation im Nervensystem, im endokrinen System und zwischen allen anderen Körperbereichen sichern.

Fast jeder Patient mit einer chronischen Erkrankung hat Unmengen Gallensteine in der Leber. Dies ist einfach zu beweisen, indem man den chronisch Kranken eine Leberreinigung durchführen lässt. Wenn keine spezifische Leberkrankheit vorliegt, wird dieses Organ selten für andere Krankheiten „verantwortlich" gemacht. Die Mehrzahl der Gallensteine in der Leber und in der Gallenblase besteht aus denselben „harmlosen" Bestandteilen wie flüssige Galle, wobei Cholesterin den Hauptbestandteil darstellt. Daher sind die meisten Steine im Röntgenbild und im Ultraschall „unsichtbar".

Bezüglich der Gallenblase ist die Situation anders, da manche der Gallensteine, typischerweise um die 20 %, aus Mineralsalzen, vor allem aus Kalziumsalzen und Gallenpigmenten bestehen. Die moderne Diagnostik kann die Anwesenheit dieser verhärteten, relativ großen Steine feststellen, übersieht jedoch meistens die weicheren, noch nicht verkalkten Steine in der Leber. Nur wenn eine extrem hohe Anzahl Cholesterin-Steine (95 % Cholesterin) die Gallengänge der Leber blockieren, sieht man im Ultraschall eine sogenannte Fettleber. Man sieht in diesem Fall eine fast weiße Leber (anstatt einer schwarzen). Eine Fettleber kann bis zu 20.000 Steine sammeln, bevor sie erstickt und aufhört zu funktionieren.

Wenn Sie eine Fettleber hätten und zum Arzt gingen, würde er Ihnen sagen, Sie hätten „fettige Strukturen" in Ihrer Leber. Er würde Ihnen wahrscheinlich nicht sagen, Sie hätten *intrahepatische Steine* (Steine, die die Gallengänge der Leber blockieren). Wie schon erwähnt, ist die Mehrzahl der intrahepatischen Steine per Ultraschall nicht feststellbar. Nicht desto trotz würde eine sorgfältige Analyse des Ultraschallbildes durch die Spezialisten zeigen, ob die feinen Gallengänge der Leber, bedingt durch eine Verstopfung, sich ausgedehnt haben. Einige der größeren Steine sind sichtbar. Wenn es jedoch keinen Hinweis für ein gravierendes Leberproblem gibt, suchen die meisten Ärzte nicht nach intrahepatischen Steinen.

Auch wenn die ersten Anzeichen einer *Fettleber* oder von Gallensteine in den Gallengängen einfach zu erkennen und zu diagnostizieren wären, gibt es in der heutigen Medizin keine Methoden, dieses lebenswichtige Organ von der schweren Last, die es zu „tragen" hat, zu befreien. Die Tatsache bleibt, dass die meisten Menschen Hunderte, wenn nicht Tausende von verhärteten Gallenablagerungen in ihrer Leber angesammelt haben. Diese Steine blockieren die Gallengänge. Angesichts der Beeinträchtigung der gesamten Leberfunktion durch die Steine, ist es irrelevant, ob es sich um weiche Cholesterinklümpchen oder um harte, kristallisierte Mineralsalze handelt. Ob unsere Mediziner oder wir selber sie nun als konventionelle Gallensteine, Fettablagerungen oder Gerinnsel aus gehärteter Galle betrachten, die Tatsache bleibt in den drei Fällen, dass sie die Galle davon abhalten, durch die Gallengänge zu fließen. Die wichtigste Frage ist diese: „Wie kann so etwas Einfaches wie ein verstopfter Gallengang solch komplizierte Krankheiten wie Herzinfarkt, Diabetes oder Krebs verursachen?"

Galle ist eine grün-gelbe, basische Flüssigkeit mit vielen unterschiedlichen Funktionen. Jede davon hat einen Einfluss auf die Gesundheit jedes einzelnen Organs und Systems im Körper. Galle hilft bei der Verdauung von Fett, Kalzium und Proteinen. Darüber hinaus wird sie benötigt, um die Fettwerte im Blut konstant zu halten, Toxine aus der Leber zu entfernen, ein gesundes Säure-Basen-Gleichgewicht im Darm aufrechtzuerhalten und um zu verhindern, dass sich im Dickdarm schädliche Bakterien vermehren. Um ein widerstandsfähiges und gesundes Verdauungssystem zu bewahren und die Körperzellen mit der richtigen Menge an Nährstoffen zu versorgen, muss die Leber täglich 1,1 bis 1,6 Liter Galle produzieren. Wird weniger Galle produziert, sind Probleme mit der Verdauung, mit der Ausscheidung von Schlacken und mit den ständigen Bemühungen des Körpers, sich von Giftstoffen zu befreien, vorprogrammiert. Viele Menschen produzieren gerade mal den Inhalt einer Tasse oder weniger. Wie in diesem Buch gezeigt wird, sind alle Krankheiten eine direkte oder indirekte Folge einer reduzierten Gallenproduktion und eines ineffizienten Gallenflusses.

Menschen mit chronischen Krankheiten haben oft mehrere tausend Gallensteine, die die Gallengänge der Leber blockieren. Manche Steine können die Gallenblase verstopfen. Das Entfernen dieser Steine durch eine Reihe von Leberreinigungen und das Einhalten einer ausgewogenen Diät und Lebensweise, werden der Leber und der Gallenblase wieder zu ihrer natürlichen Effizienz verhelfen und die meisten Symptome von Unwohlsein oder Krankheit werden abklingen. Allergien werden schwächer oder verschwinden, Rückenschmerzen vergehen, Energie und Vitalität verbessern sich dramatisch. Die Lebergallengänge von Gallensteinen zu befreien, ist eines der wichtigsten und wirksamsten Verfahren, ihre Gesundheit wieder herzustellen oder zu verbessern.

In diesem Buch werden Sie lernen, wie man schmerzlos bis zu mehreren hundert Gallensteine auf einmal entfernt. Die Größe der Steine variiert von der eines Stecknadelkopfes bis zu der einer kleinen Walnuss. Die eigentliche Leberreinigung findet in einem Zeitraum von weniger als 14 Stunden statt und kann ganz einfach an einem Wochenende zu Hause durchgeführt werden. Kapitel 1 erklärt im Detail, warum Gallensteine in den Gallengängen, in und außerhalb der Leber, als das größte gesundheitliche Risiko und als die Ursache von fast jeder schweren oder leichten Krankheit betrachtet werden kann. Kapitel 2 wird Ihnen erlauben, die Anzeichen oder Symptome von Steinen in Ihrer Leber oder Gallenblase zu erkennen. Andere Teile des Buches beschäftigen sich mit den möglichen Ursachen von Gallensteinen und wie man verhindert, dass sich neue Steine bilden. "Was kann ich von einer Leberreinigung erwarten" befasst sich mit dem möglichen gesundheitlichen Nutzen dieses tiefgreifenden Selbsthilfeprogramms. Erfahren Sie auch, was andere Leute über ihre Erfahrungen mit der Leberreinigung zu sagen haben. Im Frage-und-Antwort-Teil werden viele der Fragen, die Sie über die Reinigung haben, angesprochen. Um den höchstmöglichen Nutzen aus diesem Verfahren zu erzielen, möchte ich Sie dazu ermutigen, das ganze Buch zu lesen, bevor Sie mit der eigentlichen Reinigung anfangen.

Die Abbildung auf dem Buchdeckel gehört zu einer Reihe von Bildern, bekannt als Ener-Chi Art, die entworfen wurden, um die Lebensenergie (Chi) in allen Organen und Systemen des Körpers wiederherzustellen. Der fotografische Abzug dieses bestimmten Bildes hilft, den Chi-Fluss in der Leber und in der Gallenblase wieder herzustellen. [Leider haben Digitalbilder, wie das auf dem Buchdeckel nicht diesen Effekt. Wenn Sie Abzüge bestellen möchten, sehen Sie bitte nach unter *Andere Bücher, Produkte und Dienstleistungen vom Autor*]. Indem Sie es für ungefähr ½ Minute oder länger ansehen - vor, während und nach der Reinigung - können Sie den Prozess der Reinigung und der Verjüngung dieser Organe stark unterstützen.

Ich wünsche Ihnen viel Erfolg und Glück auf Ihrem Weg zu selbsterlangter Gesundheit und Vitalität.

Kapitel 1

Gallensteine in der Leber: Ein schweres gesundheitliches Risiko

Stellen Sie sich Ihre Leber wie eine große Stadt vor, mit hunderten von Häusern und Straßen. Es gibt unterirdische Kanäle für die Wasser-, Öl- und Gasversorgung. Abwassersysteme und die Müllabfuhr entsorgen Abfallprodukte. Stromleitungen bringen Energie in die Häuser und Unternehmen. Fabriken, Transportsysteme und Geschäfte sorgen für die Befriedigung der täglichen Bedürfnisse der Einwohner. Die Stadt ist in solch einer Weise organisiert, dass alles bereitgestellt wird, was für die Existenz der Bevölkerung notwendig ist. Sollte das Leben in der Stadt jedoch durch größere Streiks, einen Stromausfall, einen schweren Terroranschlag oder ein verheerendes Erdbeben paralysiert sein, wird die Bevölkerung in all diesen Bereichen schwer leiden müssen.

Die Leber hat Hunderte von verschiedenen Funktionen und ist mit jedem Teil unseres Körpers verbunden. Den ganzen Tag produziert, verarbeitet und liefert sie große Mengen an Nährstoffen. Diese Nährstoffe ernähren die 60-100 Trillionen Einwohner (die Zellen) unseres Körpers. Jede Zelle ist wiederum selbst wie eine mikroskopisch kleine und doch unglaublich komplizierte Stadt, in der Milliarden von chemischen Reaktionen pro Sekunde stattfinden. Um die extrem unterschiedlichen Aktivitäten aller Zellen des Körpers ohne Unterbrechung aufrechtzuerhalten, muss die Leber sie mit einem steten Fluss an Nährstoffen und Hormonen versorgen. Mit seinem komplizierten Labyrinth an Venen, Kanälen und spezialisierten Zellen muss die Leber frei von jeglicher Behinderung sein, um eine reibungslose Produktion und eine problemfreie Verteilung der Nährstoffe und Hormone im ganzen Körper zu gewährleisten.

Die Leber ist das Hauptorgan, das für die Verarbeitung, Umwandlung, Verteilung und Aufrechterhaltung der

„Treibstoffversorgung" des Körpers verantwortlich ist. Einige dieser Abläufe betreffen das Aufspalten komplexer chemischer Stoffe; andere die Synthese, vor allem von Eiweißmolekülen. Die Leber fungiert als Reinigungsstation, indem sie Hormone, Alkohol und Medikamente neutralisiert. Es ist ihre Aufgabe, diese biologisch aktiven Substanzen so zu verändern, dass sie ihre mögliche schädliche Wirkung verlieren - ein Prozess, der als Detoxifikation (Entgiftung) bekannt ist. Spezialisierte Zellen in den Blutgefäßen der Leber (Kupfer-Zellen) binden schädliche Elemente und infektiöse Organismen, die vom Darm in die Leber gelangen. Die Leber scheidet die Abfallprodukte dieser Vorgänge über ihre Gallengänge aus.

Um sicher zu stellen, dass all dies effizient durchgeführt wird, erhält und filtert die Leber 1,5 Liter Blut pro Minute und produziert täglich 1,1-1,6 Liter Galle. Verstopfende Gallensteine können die Fähigkeit der Leber, diese körperfremden oder vom Körper selbst generierten schädlichen Substanzen zu entgiften, stark einschränken. Sie verhindern auch, dass die Leber die richtige Menge an Nährstoffen zur richtigen Zeit an die Organe des Körpers liefern kann. Dies kann zu Störungen des empfindlichen Gleichgewichts des Körpers, auch „Homöostase" genannt, führen, wie auch zu Fehlfunktionen der Körpersysteme und -organe.

Ein perfektes Beispiel für solch ein gestörtes Gleichgewicht ist die erhöhte Konzentration der endokrinen Hormone Östrogen und Aldosteron im Blut. Diese Hormone, welche von Frauen und Männern produziert werden, sind für das richtige Maß an Salz- und Wasserspeicherung verantwortlich. Werden sie nicht entgiftet, weil die Gallengänge verstopft sind, kann die übermäßige Konzentration im Blut Schwellungen und Wasseransammlungen verursachen. Erhöhte Östrogenwerte werden als Hauptursache von Brustkrebs bei Frauen betrachtet. Bei Männern können hohe Konzentrationen dieses Hormons ein übermäßiges Wachstum des Brustgewebes verursachen. Fast 60% der amerikanischen Bevölkerung ist übergewichtig oder fettleibig; d.h. sie leiden unter Wasseransammlungen (mit relativ geringer Fettansammlung). Wasseransammlungen im Gewebe verdrängen die anderen Schlacken, welche dann in verschiedenen Bereichen des Körpers abgelagert werden. Wo auch immer das

Fassungsvermögen für Giftstoffe überschritten wird, beginnen Krankheitssymptome zu erscheinen.

Die Leber und die Gallenblase von allen angesammelten Steinen zu befreien, hilft, die Homöostase wieder herzustellen, das Gewicht zu regulieren und schafft die Voraussetzung für eine Selbstheilung des Körpers. Die Leberreinigung ist ebenfalls eine der besten Vorbeugemaßnahmen, um sich vor zukünftigen Krankheiten zu schützen (siehe **Abb. 1a und 1b**: Ausgespülte Gallensteine aus Leber und Gallenblase).

Wenn Sie unter einem der folgenden Symptome oder ähnlichen Zuständen leiden, haben Sie wahrscheinlich viele Gallensteine in Ihrer Leber und in Ihrer Gallenblase:

- ➢ Appetitmangel
- ➢ Heißhunger-Attacken
- ➢ Verdauungsstörungen
- ➢ Diarrhö
- ➢ Obstipation
- ➢ lehmfarbener Stuhl
- ➢ Hernien
- ➢ Blähungen
- ➢ Hämorrhoiden
- ➢ stumpfe Schmerzen auf der rechten Körperseite
- ➢ Atemnot
- ➢ Leberzirrhose
- ➢ Hepatitis
- ➢ (die meisten) Entzündungen
- ➢ erhöhter Cholesterinspiegel
- ➢ Pankreatitis
- ➢ Herzerkrankungen
- ➢ Gehirnerkrankungen
- ➢ Duodenumgeschwüre
- ➢ Übelkeit und Erbrechen
- ➢ ein leicht reizbares oder „saures" Gemüt
- ➢ Depressionen
- ➢ Impotenz
- ➢ andere Sexuelle Probleme
- ➢ Prostataleiden
- ➢ Harnwegsleiden
- ➢ Hormonstörungen
- ➢ Menstruations- und Klimateriums-Beschwerden

- ➢ Probleme mit der Sehkraft
- ➢ aufgedunsene Augen
- ➢ Hautstörungen
- ➢ Altersflecken, vor allem auf dem Handrücken und im Gesicht
- ➢ Schwindel und Ohnmacht
- ➢ Verlust an Muskeltonus
- ➢ Über- oder Untergewicht
- ➢ starke Schulter und Rückenschmerzen
- ➢ Schmerzen am oberen Schulterblatt oder zwischen den Schulterblättern
- ➢ dunkle Augenränder
- ➢ Blässe
- ➢ Skoliose
- ➢ glänzende, oder gelb oder weiß belegte Zunge
- ➢ Gicht
- ➢ Schulterstarre
- ➢ steifer Nacken
- ➢ Asthma
- ➢ Probleme mit den Zähnen und dem Zahnfleisch
- ➢ gelbliche Verfärbung der Augen und der Haut
- ➢ Ischias
- ➢ Taubheit und Lähmung der Beine
- ➢ Gelenkbeschwerden
- ➢ Knieprobleme
- ➢ Osteoporose
- ➢ Fettleibigkeit

- chronische Müdigkeit
- Nierenleiden
- Krebs
- MS and FMS
- Alzheimers
- kalte Hände und Füße
- übermäßige Wärme und Schweiß am Oberkörper

- stark fettendes Haar und Haarverlust
- Wunden, die nicht aufhören zu bluten und nicht verheilen
- Schlafstörungen, Insomnia
- Albträume
- steife Gelenke und Muskeln
- Hitze- und Kältewallungen

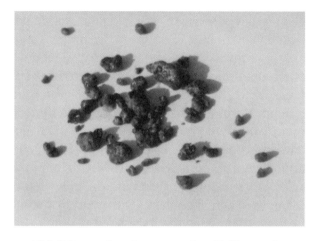

Abbildung 1a: Ausgespülte Gallensteine

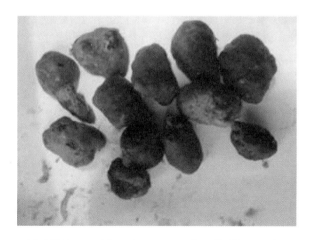

Abbildung 1b: Ausgespülte Gallensteine

11

Die Bedeutung der Galle

Eine der wichtigsten Funktionen der Leber ist es, Galle zu produzieren, etwa 1,1-1,6 Liter pro Tag. Galle ist eine zähflüssige, grünlich-gelbliche Flüssigkeit, die basisch (im Gegensatz zu sauer) ist und einen bitteren Geschmack hat. Die meisten Nahrungsmittel können ohne Galle nicht richtig verdaut werden. Zum Beispiel muss die Nahrung erst mit Galle vermischt werden, damit der Dünndarm das dort vorhandene Fett und Kalzium aufnehmen kann. Wenn Fett nicht richtig aufgenommen wird, ist dies ein Anzeichen dafür, dass die Gallenproduktion unzureichend ist. Das unverdaute Fett bleibt im Darm. Wenn das Fett zusammen mit anderen Abfallprodukten den Dickdarm erreicht, wird es teilweise von Bakterien in Fettsäuren zersetzt oder wird mit dem Stuhl ausgeschieden. Da Fett leichter ist als Wasser, schwimmt der Stuhl an der Wasseroberfläche. Wenn Fett nicht aufgenommen wird, dann wird es das Kalzium auch nicht, und das Blut erleidet einen Mangel. Demzufolge holt sich das Blut das fehlende Kalzium aus den Knochen. Die meisten Probleme mit der Knochendichte werden in Wirklichkeit durch ungenügende Gallenproduktion und schlechte Fettverdauung verursacht, und weniger durch mangelndes Kalzium in der Ernährung.

Galle zersetzt die Fette aus den Nahrungsmitteln, sie entfernt aber auch Giftstoffe aus der Leber. Eine der weniger bekannten aber extrem wichtigen Aufgaben der Galle ist es, den Darm zu entsäuern und zu reinigen. Wenn Gallensteine in der Leber oder in der Gallenblase den Gallenfluss stark gebremst haben, kann die Farbe des Stuhls gelbbraun, orangegelb oder blass wie Lehm sein, anstatt des normalen grünlichen Brauns. Gallensteine sind Folgen einer ungesunden Ernährung und Lebensweise. Wenn Gallensteine noch in der Leber vorhanden sind, auch nachdem alle anderen Krankheitsursachen beseitigt worden sind, können sie immer noch ein erhebliches gesundheitliches Risiko darstellen und zu Krankheit und vorzeitigem Altern führen. Aus diesem Grund werden Gallensteine hier als eines der wichtigsten Risiken oder Ursachen von Krankheit thematisiert. Die folgenden Absätze beschreiben einige der wichtigsten Auswirkungen, welche Gallensteine in der Leber auf die verschiedenen Systeme und Organe im Körper haben. Indem man die Steine entfernt, kann der Körper als Ganzes wieder seine normalen, gesunden Tätigkeiten aufnehmen.

Störungen des Verdauungssystems

Es finden im Nahrungstrakt unseres Verdauungssystems vier wichtige Prozesse statt: *Einnahme, Verdauung, Aufnahme und Ausscheidung*. Der Nahrungstrakt beginnt im Mund, erstreckt sich durch den Brustkorb, den Unterleib und das Becken und endet beim Anus (**s. Abb.2**). Wenn Nahrung *eingenommen* wird, beginnt eine Reihe von Verdauungsprozessen. Diese können in *mechanisches Zerlegen* der Nahrung durch Kauen und *chemisches Zerlegen* durch Enzyme unterteilt werden. Diese Enzyme befinden sich in den Sekreten, die von den Drüsen des Verdauungssystems produziert werden.

Enzyme sind winzige chemische Substanzen, die chemische Veränderungen in anderen Substanzen verursachen oder beschleunigen, ohne sich selbst zu verändern. Verdauungsenzyme befinden sich im Speichel, im Magensaft, im Darmschleim, im Saft der Bauchspeicheldrüse und in der Galle der Leber.

Aufnahme ist der Prozess, in dem kleinste Partikel der verdauten Nahrung durch die Darmwand in die Blut- und Lymphgefäße bis zu den Körperzellen wandern. Der Darm *scheidet* alle Nahrungsreste, die nicht verdaut oder aufgenommen wurden als Stuhl wieder *aus*. Stuhl enthält auch Galle, welche die durch den Abbau (Katabolismus) von roten Blutkörperchen entstandenen Schlacken abtransportiert.

 Hinzu kommt, dass ein Drittel des ausgeschiedenen Abfalls aus Darmbakterien besteht. Der Körper kann nur dann problemlos und effizient funktionieren, wenn der Darm den sich täglich ansammelnden Abfall regelmäßig entsorgt.

Gesundheit ist das natürliche Ergebnis des reibungslosen Ablaufs jedes dieser wichtigen Prozesse im Verdauungssystem. Andererseits entstehen Krankheiten, wenn einer oder mehrere dieser Prozesse gestört sind. Gallensteine in der Leber und in der Gallenblase verursachen eine beträchtliche Behinderung der Verdauung und Aufnahme von Nahrung sowie der Ausscheidung von Abfall.

13

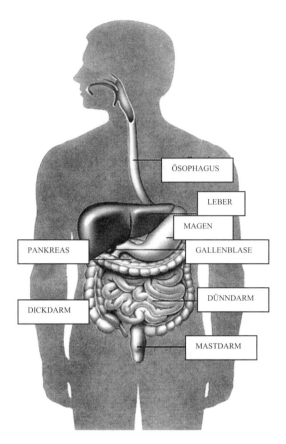

Abbildung 2: Das Verdauungssystem

Erkrankungen im Mundbereich

Gallensteine in der Leber und in der Gallenblase können für die meisten Krankheiten im Mundbereich verantwortlich gemacht werden. Die Gallensteine behindern die Verdauung und die Aufnahme der Nahrung, was wiederum dazu führt, dass Schlacken, die ausgeschieden werden sollten, sich weiterhin im Darm befinden. Bakterienbedingte Infektionen **(Soor)** und virusbedingte Infektionen **(Herpes)** der Mundschleimhaut entstehen nur, wenn die Schlacken anfangen sich zu zersetzen und zu einer Giftquelle im Körper werden. Die gefangenen Giftstoffe reizen ununterbrochen Teile der Magen-

Darm-Schleimhaut (welche im Mund beginnt und im Anus endet), bis es zu Entzündungen oder Geschwüren kommt. Das beschädigte Gewebe „lädt" dann noch mehr Bakterien in die Wunde ein, um Zelltrümmer zu beseitigen. Dies ist ein normales Vorgehen, das überall in der Natur zu beobachten ist, wenn es etwas gibt, das zersetzt werden muss. Bakterien greifen nie an, d.h. sie infizieren nie etwas Sauberes, Vitales und Gesundes, wie etwa eine am Baum hängende Frucht. Nur wenn die Frucht überreif wird oder auf den Boden fällt, beginnen die Bakterien mit ihrer Aufräumarbeit. Sobald Bakterien anfangen, Nahrung oder Fleisch zu zersetzen, werden Giftstoffe freigesetzt. Diese Giftstoffe erkennt man an ihrem unangenehmen Geruch und an ihrer sauren Beschaffenheit. Werden sie innerhalb des Körpers produziert, ist es ganz natürlich, dass Krankheitssymptome erscheinen.

Soor ist ein Anzeichen dafür, dass eine große Anzahl an Bakterien sich im Magen-Darm-Trakt, und auch im Mund, verbreitet haben. Soor erscheint im Mund, weil die Schleimhaut dort nicht mehr resistent genug ist, um ihre Zellen bei guter Gesundheit zu halten. Da der Großteil des Immunsystems in der Schleimhaut des Magen-Darm-Trakts angesiedelt ist, ist Soor ein Anzeichen für eine erhebliche Schwäche des gesamten Immunsystems des Körpers.

Herpes wird als Virusinfektion betrachtet und ist ähnlich wie Soor, mit der Ausnahme, dass es keine Bakterien sind, die die Zellwand angreifen, sondern Viren, die den Zellkern oder Nukleus befallen. In beiden Fällen suchen sich die Angreifer schwache und ungesunde Zellen aus, die schon beschädigt oder funktionsuntüchtig sind. Was die Situation noch verschärft, ist, dass Gallensteine eine Vielzahl von Viren und Bakterien beherbergen, welche die Leber über die produzierte Galle verlassen und diejenigen Körperteile infizieren, die ihnen am wenigsten Widerstand leisten.

Gallensteine können zu weiteren Problemen im Mund führen. Sie verhindern eine vernünftige Gallensaftproduktion, was zu Appetitmangel und ungenügendem Speichelfluss im Mund führt. Speichel wird dazu benötigt, den Mund zu reinigen und das Gewebe weich und geschmeidig zu halten. Ungenügender Speichel begünstigt schädliche Bakterien, die anfangen den Mundraum zu besiedeln. Dies kann zu Zahnfäule und anderen Zahnbeschwerden führen. Doch möchte ich nochmals betonen: Bakterien verursachen keine Zahnfäule; sie werden nur von den Bereichen im Mund angezogen, die schon vorher unterernährt und vergiftet waren.

Ein **bitterer Geschmack** im Mund wird durch Galle verursacht, die in den Magen und von dort in den Mund gelangt ist. Dieser Zustand ist auf eine schwere Darmverstopfung zurückzuführen. Anstatt sich nach unten zu bewegen, wird ein Teil des Darminhalts nach oben geschoben und bringt Gase und andere reizende Substanzen in die oberen Bereiche des Magen-Darm-Traktes. Gelangt Galle in den Mund, verändert sich der pH-Wert (das Säure-Basen-Gleichgewicht) des Speichels dramatisch und er verliert seine reinigenden Eigenschaften. Der Mund wird anfällig für Infektionen.

Ein **Mundgeschwür** an der unteren Lippe deutet auf einen gleichzeitigen infektiösen Prozess im Dickdarm hin. Wiederholt auftretende Geschwüre in einem der Mundwinkel sind Anzeichen von Magengeschwüren (siehe den folgenden Absatz *Erkrankungen des Magens*). Zungengeschwüre deuten, je nach Stelle, auf infektiöse Prozesse in den entsprechenden Bereichen des Nahrungstraktes, sei es der Magen, der Dünndarm, der Wurmfortsatz oder der Dickdarm hin.

Erkrankungen des Magens

Wie oben erwähnt, können Gallensteine und die dadurch entstehenden Verdauungsstörungen einen Rückfluss von Gallensäure und Gallensalzen in den Magen verursachen. Wenn dies passiert, werden die Zusammensetzung und die Menge an Magenschleim negativ beeinflusst. Der Schleim dient dem Schutz der Oberfläche des Mageninnern vor dem schädlichen Einfluss von Salzsäure. Der Zustand, in dem dieses „Schutzschild" gerissen oder verringert ist, wird **Gastritis** genannt.

Gastritis kann in einer akuten oder einer chronischen Form auftreten. Wenn die Oberflächenzellen (Epithel) des Magens dem sauren Magensaft ausgesetzt sind, nehmen die Zellen Stickstoffione auf. Dies erhöht ihren internen Säuregehalt, untergräbt ihren Grundstoffwechsel und verursacht eine entzündliche Reaktion. In schlimmeren Fällen können Geschwüre in der *Mucosa*

(**Magengeschwüre**), Blutungen, Perforationen der Magenwand und **Peritonitis** auftreten, ein Zustand, wo ein Geschwür sich durch die gesamte Wand des Magens oder des Duodenums (Zwölffingerdarm) frisst und sich dessen Inhalt in den Bauchraum entleert. **Duodenumgeschwüre** entstehen, wenn Magensäure die Innenwand des Duodenums wegfrisst. In vielen Fällen ist die Säureproduktion außergewöhnlich hoch. Werden zu viele Nahrungsmittel gegessen, deren Verdauung starke Säuren benötigt, oder ungünstige Nahrungsmittelkombinationen gewählt (mehr darüber in *Timeless Secrets of Health and Rejuvenation* vom Autor), wird oft die Säureproduktion gestört. **Reflux**, besser bekannt als „Sodbrennen", ist ein Zustand, in dem Magensäure in die Speiseröhre zurückgedrückt wird und die Innenwand der Speiseröhre reizt.

Es gibt noch andere Ursachen für Gastritis und Sodbrennen, wie übermäßiges Essen und exzessiver Alkoholkonsum, starkes Zigarettenrauchen, täglicher Kaffeekonsum, große Mengen an tierischem Fett und Eiweiß in der Ernährung, Röntgenstrahlen, Zytostatika, Aspirin und andere Entzündungshemmer, Nahrungsmittelvergiftung, starke Gewürze, Dehydratation, emotionaler Stress, etc. All dies verursacht ebenfalls Gallensteine in der Leber und in der Gallenblase, wodurch ein Teufelskreis entsteht und weitere Komplikationen im Magen-Darm-Trakt auftreten. Schlussendlich können sich **bösartige Magentumoren** bilden.

Die meisten Mediziner glauben heutzutage, dass ein Virus Magengeschwüre verursacht. Dieses Virus mit Antibiotika zu bekämpfen, bringt meistens Erleichterung und beseitigt das Geschwür. Auch wenn das Medikament nicht garantiert, dass das Geschwür nach Ende der Einnahme nicht wieder auftritt, ist die „Heilungsquote" hoch. Solche Heilungen werden aber oft von Nebenwirkungen begleitet.

Die Infektion durch das Virus ist nur möglich, weil es schon geschädigte Zellen im Magen gibt. In einem gesunden Magen ist das gleiche Virus völlig harmlos. Wie schon erwähnt, können Gallensteine in der Leber und der Gallenblase einen regelmäßig wiederkehrenden Reflux von Galle in den Magen verursachen, was eine immer wachsende Anzahl von Magenzellen schädigt. Antibiotika zerstören die natürliche Magenflora, einschließlich der Bakterien, die normalerweise die geschädigten Zellen zersetzen. Auch wenn die Antibiotika also eine schnelle Erleichterung der Symptome bringen, schwächen sie den Magen dauerhaft, was den Körper für viel schlimmere Dinge als nur ein Geschwür anfällig macht.[1] „Abkürzungen" in einer Behandlung lohnen sich meistens nicht. Andererseits verschwinden die meisten Magenstörungen spontan, wenn alle Gallensteine entfernt wurden und eine gesunde Ernährung und ein ausgeglichener Lebenswandel gewährleistet sind.

Erkrankungen des Pankreas (Bauchspeicheldrüse)

Das Pankreas ist eine kleine Drüse, dessen „Kopf" in der Kurve des Duodenums liegt. Der Hauptkanal des Pankreas vereint sich mit dem gallenführenden Gang (der Leber und Gallenblase) zur sogenannten *Ampulle* des Gallengangs. Die Ampulle verbindet sich mit dem Duodenum in dessen Mitte. Zusätzlich zu den Hormonen *Insulin* und *Glukagon* produziert das Pankreas auch einen Saft, der Kohlenhydrat, Eiweiß und Fett verdauende Enzyme enthält. Wenn der saure Mageninhalt das Duodenum erreicht, wird er mit diesem Saft und der Galle vermengt. Dabei entsteht das Basen-Säure-Gleichgewicht (pH-Wert), in dem die Enzyme des Pankreas am effektivsten sind (Galle und der Saft des Pankreas sind basisch).

Gallensteine in der Leber und in der Gallenblase reduzieren die Gallenproduktion von der normalen Menge von 1,6 Liter pro Tag zu dem Inhalt einer Tasse oder weniger. Die Verdauung wird dadurch stark gestört, vor allem wenn Fette gegessen werden. Dies hat zur Folge, dass der pH-Wert zu niedrig bleibt und die Enzyme des Pankreas, so wie auch diejenigen aus dem Dünndarm, ihre Arbeit nicht verrichten können. Die Nahrung wird also nur teilweise verdaut. Schlecht verdaute, mit Salzsäure aus dem Magen durchtränkte Nahrung kann eine sehr reizende und toxische Wirkung auf den gesamten Darm haben.

---

[1] Mehr über die Behandlung von Magengeschwüren und deren Folgen erfahren Sie im Buch des Autors *Timeless Secrets of Health and Rejuvenation*.

Gelangt ein Gallenstein von der Gallenblase in die Ampulle, wo Gallengang und Pankreasgang sich vereinen (**s. Abb. 3**), kann der Pankreassaft nicht mehr fließen und Galle gelangt in das Pankreas.

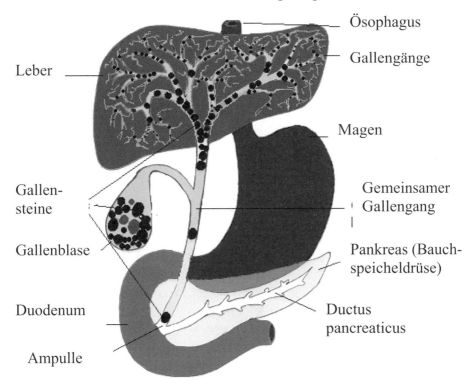

Abbildung 3: Gallensteine in der Leber und in der Gallenblase

Dadurch werden die eiweißfressenden Enzyme des Pankreas, die normalerweise nur im Duodenum tätig werden, auch im Pankreas aktiv. Diese Enzyme beginnen Teile des Pankreas zu verdauen, was zu Entzündungen, Eiterungen und lokaler Thrombose führen kann. Dieser Zustand wird **Pankreatitis** genannt.

Gallensteine, die die Ampulle verstopfen, setzen Bakterien, Viren und Giftstoffe frei, die weitere Schäden im Pankreas anrichten und schließlich zu **bösartigen Tumoren** führen. Die Tumoren bilden sich meistens am Kopf des Pankreas, wo sie den Fluss von Galle und

Pankreassaft verhindern. Dieser Zustand wird oft von **Gelbsucht** begleitet (mehr darüber in „Erkrankungen der Leber").

Gallensteine in der Leber, der Gallenblase und der Ampulle können auch für beide Arten von **Diabetes**, insulinabhängig und nicht insulinabhängig, verantwortlich sein. Alle meine Diabetespatienten, auch Kinder, hatten eine große Anzahl von Gallensteinen in ihrer Leber. Mit jeder Reinigung verbesserte sich ihr Zustand, vorausgesetzt sie hielten sich an eine gesunde Ernährung ohne tierische Produkte (s. „Übermäßiger Eiweißkonsum" in Kapitel 3).

Erkrankungen der Leber

Die Leber ist die größte Drüse des Körpers. Sie wiegt bis zu 1,5 kg, liegt hinter den Rippen auf der rechten oberen Seite des Zwerchfells und erstreckt sich fast über die gesamte Breite des Körpers. Mit mehreren hundert verschiedenen Aufgaben ist sie auch das komplizierteste und aktivste Organ im Körper.

Da die Leber für das Verarbeiten, Umwandeln, Verteilen und Aufrechterhalten der lebenswichtigen „Treibstoffversorgung" (z.B. Nährstoffe und Energie) verantwortlich ist, wird alles, was diese Funktionen beeinträchtigt, einen schwerwiegenden, schädlichen Einfluss auf die Gesundheit der Leber und des gesamten Körpers haben. Die größte Beeinträchtigung entsteht durch Gallensteine.

Neben der Produktion von Cholesterin, einem wesentlichen Baustein organischer Zellen, von Hormonen und Galle, erzeugt die Leber auch Hormone und Proteine, welche die Art beeinflussen, in der der Körper funktioniert, wächst und heilt. Sie produziert neue Aminosäuren und wandelt vorhandene Aminosäuren in Proteine um. Diese Proteine sind die wichtigsten Bausteine der Zellen, Hormone, Neurotransmitter, Gene etc. Weitere wichtige Funktionen der Leber sind der Abbau von alten, abgenutzten Zellen, die Wiederverwertung von Eisen und das Speichern von Vitaminen und Nährstoffen. Gallensteine sind eine Gefahr für all diese lebenswichtigen Funktionen.

Die Leber baut den Alkohol im Blut ab, entgiftet aber auch schädliche Substanzen, Bakterien, Parasiten und einige Bestandteile von chemischen Stoffen. Sie setzt spezifische Enzyme ein, die

Schlacken oder Gifte in Substanzen verwandeln, welche dann vom Körper gefahrlos entsorgt werden können. Die Leber filtriert mehr als 1,5 l Blut pro Minute. Die meisten ausgefilterten Schlacken verlassen die Leber mit dem Gallenfluss. Gallensteine, die die Gallengänge verstopfen, führen zu einer hohen Giftkonzentration in der Leber und schließlich zu **Leberkrankheiten**. Diese Entwicklung wird noch durch die Einnahme von synthetischen Medikamenten verschlechtert, da diese normalerweise durch die Leber abgebaut werden. Die Gallensteine verhindern die Entgiftung dieser Medikamente; es kommt zu „Überdosierungen" mit verheerenden Nebenwirkungen, selbst wenn die vorgeschriebene Dosierung eingehalten wird. Das heißt auch, dass die Leber durch die Abbaustoffe der Medikamente, welche sie gerade verarbeitet, gefährdet ist. Nicht ausreichend entgifteter Alkohol kann gleichermaßen Probleme hervorrufen.

Allen Leberkrankheiten geht eine schwere Verstopfung der Gallengänge durch Gallensteine voran. Die Steine verformen die Struktur der *Leberläppchen* (s. **Abb. 3 und 4**), welche die Haupteinheiten der Leber darstellen (es gibt mehr als 50.000 dieser Einheiten in der Leber). Die Blutzirkulation dieser Läppchen und ihrer Zellen gerät daher immer mehr ins Stocken. Zusätzlich müssen die Leberzellen ihre Gallenproduktion einschränken. Nerven werden beschädigt. Schlussendlich schädigt oder zerstört die langandauernde „Atemnot" die Leberzellen und ihre Läppchen. Die geschädigten Zellen werden durch faseriges Gewebe ersetzt, was zu zusätzlichen Verstopfungen und einem erhöhten Druck in den Blutgefäßen der Leber führt. Wenn die Regeneration der Leberzellen nicht mit deren Schädigung Schritt halten kann, steht eine **Leberzirrhose** bevor. Eine Leberzirrhose führt meist zum Tod.

Leberversagen tritt ein, wenn so viele Leberzellen zerstört werden, dass die übriggebliebenen die verschiedenen wichtigen Funktionen dieses Organs nicht mehr aufrechterhalten können. Auswirkungen eines Leberversagens umfassen Schwindel, Verwirrung, Zittern der Hände, fallende Blutzuckerwerte, Infekte, Nierenversagen und Wasseransammlungen, unkontrolliertes Bluten, Koma und der Tod. Die Fähigkeit der Leber sich zu erholen, ist jedoch phänomenal. Sind die Gallensteine erst entfernt und der Alkohol- und

Medikamenten-Konsum eingestellt, wird es keine lang anhaltenden Folgen geben, auch wenn die Mehrzahl der Leberzellen während der Krankheit zerstört wurden. Wenn die Zellen wieder wachsen, werden sie dies in einer geordneten Weise tun, die eine normale Tätigkeit erlaubt. Dies ist möglich, weil während eines Leberversagens (im Gegensatz zu einer Leberzirrhose) die Grundstruktur der Leber nicht wesentlich verändert wurde.

Akute **Hepatitis** tritt ein, wenn ganze Gruppen von Leberzellen absterben. Gallensteine beherbergen große Mengen an Viren, welche die Leberzellen befallen und infizieren und degenerative Veränderungen herbeiführen können. Nimmt die Anzahl und die Größe der Gallensteine zu, werden immer mehr Zellen infiziert und sterben ab, gesamte Läppchen kollabieren und Blutgefäße fangen an, sich zu verformen. Dadurch wird die Blutzirkulation in den verbleibenden Leberzellen beeinträchtigt. Das Ausmaß der Schädigung für die Leber und ihre Gesamtleistung hängt im Wesentlichen von dem Ausmaß der Verstopfung durch Gallensteine in den Gallengängen der Leber ab. Leberkrebs entwickelt sich nur nach vielen Jahren progressiver Verstopfung der Gallengänge der Leber. Dies gilt auch für Lebertumoren, welche von primären Tumoren im Magen-Darm-Trakt, den Lungen oder der Brust herrühren.

Die meisten **Leberentzündungen** (Typ A, B, oder nicht-A und nicht-B) treten auf, wenn eine gewisse Anzahl von Leberläppchen mit Gallensteinen verstopft sind, was schon in einem sehr frühen Alter passieren kann. Eine gesunde Leber und ein gesundes Immunsystem sind absolut in der Lage, Viren zu zerstören, ob diese nun von außen kommen oder in irgend einer anderen Weise ins Blut gelangt sind. Die Mehrzahl der Menschen, die diesen Viren ausgesetzt sind, werden nie krank. Wenn jedoch viele Gallensteine vorhanden sind, wird die Leber vergiftet und kann sich nicht mehr gegen die Viren verteidigen.

In Gallensteine können sich viele lebende Viren einnisten. Wenn einige dieser Viren ins Blut gelangen, können sie chronische Hepatitis verursachen. Nicht-virenbedingte Entzündungen der Leber werden durch Bakterien aus den mit Gallensteinen verstopften Gallengängen hervorgerufen. Gallensteine in den Gallengängen behindern auch die Entgiftungsfähigkeit der Leber für Substanzen wie Chloroform,

Zytotoxika, anabolische Steroide, Alkohol, Aspirin, Pilze, Nahrungsmittelzusatzstoffe, etc. Wenn dies der Fall ist, entwickelt der Körper eine Überempfindlichkeit gegenüber diesen vorhersehbaren Giften, aber auch gegenüber anderen nicht vorhersehbaren toxischen Substanzen, die oft in Medikamenten auftreten. Viele **Allergien** sind die Folge solcher Überempfindlichkeiten. Dies ist auch der Grund für die dramatische Erhöhung der toxischen Nebenwirkungen von Medikamenten, Nebenwirkungen deren sich die Aufsichtsbehörden (wie die amerikanische Federal Food Administration, FDA) oder die Pharmaunternehmen vielleicht nicht einmal bewusst sind.

Die gängigste Art von Gelbsucht wird durch Gallensteine verursacht, die den zum Duodenum führenden Gallengang verstopfen

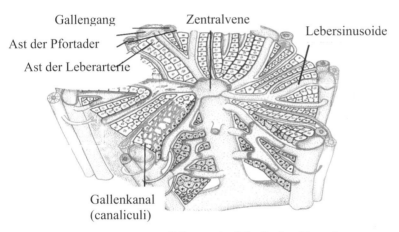

Gallengang Zentralvene
Ast der Pfortader Lebersinusoide
Ast der Leberarterie
Gallenkanal
(canaliculi)

Abbildung 4: Ein Leberläppchen

und/oder durch Gallensteine und faseriges Gewebe, welche die Struktur der Leberläppchen verformen. Der Gallenfluss durch die Gallenkanäle (canaliculi) ist blockiert und die Leberzellen können die Gallenpigmente, auch *Bilirubin* genannt, nicht mehr binden und ausscheiden. Folglich gibt es eine Anhäufung von Galle und deren Bestandteile im Blut. Die steigende Konzentration an Bilirubin fängt an, die Haut zu verfärben. Sie muss jedoch bis zu drei Mal so hoch wie normal sein, bevor die **gelbliche Verfärbung** der Haut und der Bindehaut der Augen offensichtlich wird. Ungebundenes Bilirubin hat eine toxische Wirkung auf die Gehirnzellen. Gelbsucht kann auch durch einen Tumor im Pankreaskopf verursacht werden.

Erkrankungen der Gallenblase und der Gallengänge

Die Leber produziert Galle, welche durch zwei sich verbindende Gallengänge fließt. Der gemeinsame Gallengang erstreckt sich über 3,8 cm, bis der Blasengang aus der Gallenblase in ihn mündet. Bevor die Galle durch den gemeinsamen Gallengang bis zum Darm gelangt, muss sie durch die Gallenblase fließen. Die Gallenblase ist ein birnenförmiger Beutel, der vom Gallengang herausragt. Sie liegt auf der Hinterseite der Leber (s. **Abb. 5**).

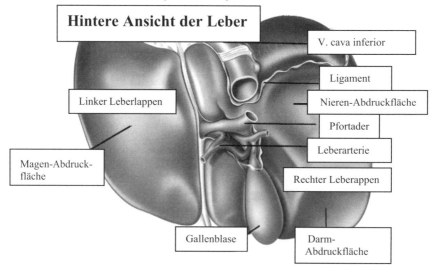

Hintere Ansicht der Leber

V. cava inferior

Ligament

Linker Leberlappen

Nieren-Abdruckfläche

Pfortader

Leberarterie

Magen-Abdruck-
fläche

Rechter Leberappen

Gallenblase

Darm-
Abdruckfläche

Abbildung 5: Lage der Gallenblase

Eine normale Gallenblase hat ein Fassungsvermögen von ca. 60 ml. Die Galle in der Gallenblase ist jedoch nicht mehr dieselbe Galle, welche die Leber verlassen hat. In der Gallenblase findet solch eine aktive Resorption von Salzen und Wasser statt, dass sich das Volumen bis zu einem Zehntel der ursprünglichen Menge verringert hat. Gallensalze werden nicht absorbiert, d.h. ihre Konzentration erhöht sich um ein Zehnfaches. Die Galle wird auch mit Schleim vermischt, was sie zu einer zähflüssigen, schleimigen Substanz werden lässt. Es ist ihre hohe Konzentration, die sie zu solch einem wirkungsvollen Verdauungssaft macht.

Wenn saure Nahrung und eiweißhaltige Stoffe vom Magen in das Duodenum gelangen, ziehen sich die starken Wände der Gallenblase zusammen und stoßen Galle aus. Diese Leistung erhöht sich noch bei sehr fetthaltigen Nahrungsmitteln. Die Gallensalze emulgieren das Fett und erleichtern somit dessen Verdauung. Während nun das emulgierte Fett zur Resorption durch den Darm zurückgelassen wird, wandern die Gallensalze den Darm herunter. Die meisten von ihnen werden dann im letzten Abschnitt des Dünndarms wieder resorbiert und zurück in die Leber transportiert. Dort werden sie erneut gesammelt und in das Duodenum freigesetzt (**Wohl bemerkt**: Verstopfung im Darm verringert die zur normalen Gallenproduktion und Fettverdauung benötigte Menge an Gallensalzen stark).

Gallensteine bestehen vor allem aus Cholesterin oder Kalzium oder Pigmenten wie das Bilirubin. Cholesterin ist dabei der häufigste Bestandteil, wenn auch viele Steine eine gemischte Zusammensetzung vorweisen. Außer dem Cholesterin, dem Kalzium oder den Pigmenten können sie Gallensalze, Wasser und Schleim wie auch Toxine, Bakterien und manchmal tote Parasiten enthalten. Ein typischer Stein wächst ungefähr 8 Jahre lang in der Gallenblase heran, bevor Symptome erscheinen. Die größeren Steine sind meistens verkalkt und sind mit Röntgen- oder Ultraschallgeräten leicht identifizierbar. 85% der Gallensteine in der Gallenblase haben einen Durchmesser von ca. 2 cm (s. **Abb. 6a**), auch wenn einige bis zu 6 cm Durchmesser haben können (s. **Abb. 6b** und **6c**). Es handelt sich um einen verkalkten Stein, den ich persönlich untersucht und fotografiert habe, Augenblicke nachdem ihn eine meiner Patientinnen während ihrer 9. Lebererreinigung ausgeschieden hat. Der Stein hatte einen extrem schlechten Geruch. Steine bilden sich, wenn aus den in Kapitel 3 erklärten Gründen Galle in der Gallenblase übersättigt ist und die nicht resorbierten Bestandteile anfangen sich zu verhärten.

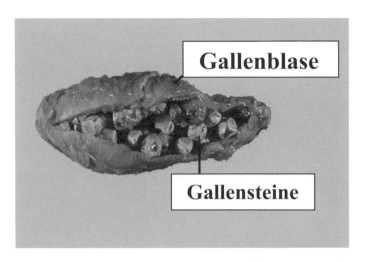

Abbildung 6a: Gallensteine in einer sezierten Gallenblase

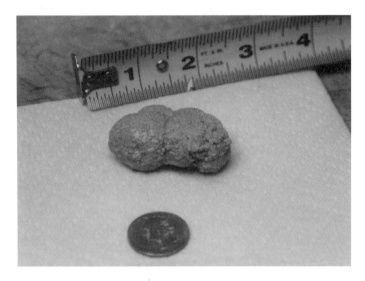

Abbildung 6b: Ein sehr großer, verkalkter Gallenstein, der schmerzlos während einer Leberreinigung zum Vorschein kam.

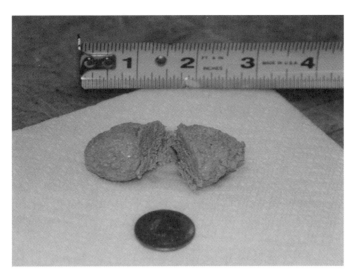

Abbildung 6c: Derselbe Gallenstein, in zwei geschnitten

Wenn ein Gallenstein aus der Gallenblase rutscht und im Gallenblasengang oder im gemeinsamen Gallengang stecken bleibt, zieht sich der Gang stark und spasmisch zusammen (s. **Abb. 3**). Dieses Zusammenziehen hilft, den Stein weiterzubewegen. Es entstehen jedoch starke Schmerzen, auch Gallenkoliken genannt, und Ausbeulungen der Gallenblase. Wenn die Gallenblase voller Steine ist, zieht auch sie sich mit heftigen, spasmischen und sehr schmerzhaften Muskelzuckungen zusammen. Gallensteine können Reizungen und Entzündungen der Innenwand der Gallenblase, wie auch des Gallenblasengangs und des gemeinsamen Gallengangs verursachen. Dieser Zustand ist als **Cholezystitis** bekannt. Dazu kann sich noch eine Infektion überlagern. Vereiterungen des Gewebes zwischen der Gallenblase und dem Duodenum oder dem Dickdarm mit **Fistelbildung** und **faserigen Verklebungen** sind nicht selten.

Gallenblasenerkrankungen haben im Allgemeinen ihren Ursprung in der Leber. Wenn Gallensteine und schlussendlich faseriges Gewebe die Struktur der Leberläppchen verformen, steigt der Blutdruck in der Pfortader. Dies führt dann zu einem erhöhten Blutdruck im Gallenblasengang, der das Blut von der Gallenblase in die Pfortader transportiert. Die unzureichende Entsorgung von Schlacken über den

Gallenblasengang führt zu einem sauren Schlackenandrang im Gallenblasengewebe. Dadurch wird die Funktion der Gallenblase beeinträchtigt. Die Bildung von Gallensteinen ist dann nur noch eine Frage der Zeit.

Erkrankungen des Darms

Der Dünndarm liegt in der Verlängerung des Magens hinter dem *Pylorus* (Pförtner) und hat eine Länge von 5-6 m. Er führt in den 1-1,5 m langen Dickdarm. Der Dünndarm produziert Darmflüssigkeit, welche die Verdauung von Kohlenhydraten, Eiweißen und Fetten abschließt. Er nimmt auch Nährstoffe auf, die den Körper nähren und ihn vor Infektionen durch Keime schützen, die die Salzsäure im Magen überlebt haben.

Wenn saurer Speisebrei (*Chymus*) aus dem Magen in das Duodenum gelangt, wird er erst mit Galle und Pankreassaft vermengt, dann mit Darmflüssigkeit. Gallensteine in der Leber und in der Gallenblase verringern die Gallenproduktion und die Fähigkeit der Pankreasenzyme, Kohlenhydrate, Proteine und Fette zu verdauen. Dies verhindert, dass der Dünndarm die Nährstoffe aus diesen Nahrungsmitteln richtig resorbieren kann (z.B. *Monosaccharide* aus den Kohlenhydraten, *Aminosäuren* aus den Proteinen und *Fettsäuren* und Glycerol aus den Fetten).

Da die Galle im Darm unentbehrlich für die Resorption von Fetten, Kalzium und Vitamin K ist, können Gallensteine zu tödlichen Krankheiten wie Herzinfarkt, Osteoporose und Krebs führen. Die Leber benützt das Vitamin K, um blutgerinnende Verbindungen herzustellen. Schlechte Vitamin-K-Resorption kann Blutungskrankheiten zur Folge haben. Dieses Vitamin kann nicht resorbiert werden, wenn es durch einen Mangel an Galle, Pankreaslipase und ein gewisses Maß an Pankreasfetten Probleme mit der Fettverdauung gibt. Daher kann eine fettreduzierte Diät lebensgefährlich sein. Kalzium ist für die Härte von Knochen und Zähnen, für die Blutgerinnung und für die Muskelfunktion unentbehrlich. Was für das Vitamin K gilt, ist auch für die anderen fettlöslichen Vitamine, einschließlich der Vitamine A, E und D der Fall. Das Vitamin A und Karotine werden auch nur ausreichend durch den Dünndarm aufgenommen, wenn die Fettresorption normal verläuft. Wenn Vitamin A nicht genügend resorbiert wird, werden die *Epithelzellen* geschädigt. Diese Zellen sind ein wesentlicher Bestandteil aller Organe, Blutgefäße, Lymphgefäße, etc. im Körper. Vitamin A ist auch notwendig, um gesunde Augen zu bewahren und sich vor Infekten durch Keime zu schützen oder diese zumindest abzuschwächen. Vitamin D ist wichtig für die Aufnahme von Kalzium in Knochen und Zähnen. Es sei hier erwähnt, dass die Einnahme dieser Vitamine als Nahrungsmittelergänzung das Problem nicht löst. Ohne eine normale Gallenproduktion werden diese Vitamine nicht richtig verdaut und resorbiert und können daher den Lymph- und Harnsystemen erheblichen Schaden zufügen.

Ungenügend verdaute Nahrung tendiert dazu, im Dünn- und Dickdarm zu fermentieren und zu verfaulen. Sie zieht auch eine große Anzahl von Bakterien an, um den Verwesungsprozess noch zu beschleunigen. Die Abbauprodukte sind oft hochgiftig, genauso wie die chemischen Substanzen, die durch die Bakterien freigesetzt werden. All dies reizt die Schleimhaut, welche die wichtigste Abwehrkraft des Körpers gegen Krankheitserreger darstellt. Diesen Giften regelmäßig ausgesetzt zu sein, schwächt das Immunsystem des Körpers, das zu 60% im Darm angesiedelt ist. Sind sie von diesem konstanten Zufluss an Giftstoffen überfordert, können Dünn- und Dickdarm eine ganze Reihe von Krankheiten entwickeln, wie **Diarrhö, Obstipation, Blähungen, Morbus Crohn, Colitis ulcerosa, Divertikulose, Hernien, Polypen, Dysentrie, Appendizitis, Volvulus, Invagination**, sowie **gut- und bösartige Tumoren.**

Ein starker Gallenfluss sorgt für eine gute Verdauung und Resorption der Nahrung und hat einen stark reinigenden Effekt auf den Darmtrakt. Jeder Körperbereich ist auf die Nährstoffe, die das Verdauungssystem liefert, genauso wie auf eine effiziente Entsorgung der Schlacken aus dem Verdauungssystem angewiesen. Gallensteine in der Leber und in der Gallenblase stören diese beiden lebenswichtigen Abläufe erheblich. Daher können sie für die meisten, wenn nicht alle Krankheiten des Körpers verantwortlich gemacht werden. Gallensteine zu entfernen, hilft, die Verdauungs- und Entgiftungsfunktionen zu normalisieren, den Zellenstoffwechsel zu verbessern und das Gleichgewicht im Körper zu erhalten.

Herz-Kreislaufsstörungen

Um ihn einfacher beschreiben zu können, wurde der Herz-Kreislauf in *Blutkreislauf* und *Lymphkreislauf* unterteilt. Der Blutkreislauf besteht aus dem Herzen, das als Pumpe fungiert, und den Blutgefäßen, durch die das Blut fließt.

Das Lymphsystem besteht aus Lymphknoten und Lymphbahnen, welche die klare Lymphe befördern. Im Körper gibt es drei Mal so viel Lymphe wie Blut. Lymphe transportiert Abbaustoffe der Zellen aus dem Körper hinaus.

Das Lymphsystem ist der Hauptkreislauf der Immunzellen: Makrophagen, T-Zellen, B-Zellen, Lymphozyten, etc. Ein unbehindertes Lymphsystem ist die Voraussetzung für Homöostase im Körper.

Koronare Herzkrankheit

An Herzinfarkt sterben mehr Amerikaner als an jeder anderen Todesursache. Obwohl er plötzlich auftritt, ist ein Herzinfarkt das Endstadium einer heimtückischen Störung, die sich über Jahre aufbaut. Diese Störung ist als koronare Herzkrankheit bekannt. Da die Krankheit nur die Bevölkerung wohlhabender Länder aufsucht und vor 1900 kaum jemand an ihr starb, müssen wir davon ausgehen, dass unsere moderne Lebensweise, unnatürliche Nahrung und unausgeglichene Essgewohnheiten für unsere herzkranke Gesellschaft verantwortlich sind. Doch lange bevor Herzstörungen auftreten, hat die Leber schon viel an Vitalität und Effizienz verloren.

Die Leber beeinflusst den gesamten Blutkreislauf, einschließlich des Herzens. Eigentlich ist sie die größte Beschützerin des Herzens. Unter normalen Bedingungen entgiftet und säubert die Leber venöses Blut, das über die Pfortader von den unteren Bereichen des Verdauungssystems, der Milz und dem Pankreas, empor fließt. Neben dem Abbau von Alkohol entgiftet die Leber weitere schädliche Substanzen, wie die durch Mikroben produzierten Toxine. Sie tötet auch Bakterien und Parasiten und neutralisiert mit Hilfe spezifischer Enzyme einige Bestandteile von Medikamenten. Eine der bemerkenswertesten Leistungen der Leber ist es, den Stickstoff aus den Aminosäuren zu entfernen, da er nicht zum Aufbau neuer Proteine gebraucht wird. Sie verwandelt dieses Abbauprodukt in **Harnstoff**. Der Harnstoff wird dann im Blut aufgenommen und im Harn ausgeschieden. Die Leber baut auch das Kerneiweiß der abgenutzten Körperzellen ab. Dadurch entsteht Harnsäure, welche ebenfalls mit dem Urin ausgeschieden wird.

Die Leber filtert mehr als 1,1 Liter Blut pro Minute, lediglich das saure Kohlendioxid wird von den Lungen beseitigt. Nachdem es in der Leber gereinigt worden ist, fließt das Blut über die *Leberarterie* in die *Vena cava inferior* und von dort in die rechte Herzkammer (s. **Abb. 7**). Von dort wird das Blut dann in die Lunge befördert, wo ein Gaswechsel stattfindet: Kohlendioxid wird abgegeben und Sauerstoff aufgenommen. Nachdem es die Lungen verlassen hat, fließt das mit Sauerstoff angereicherte Blut in die linke Herzkammer. Von dort wird es in die Aorta gepumpt. Die Aorta versorgt das gesamte Körpergewebe mit sauerstoffhaltigem Blut.

Gallensteine in den Gallengängen der Leber verformen die Struktur der Leberläppchen. Die Blutgefäße, die diese Lebereinheiten versorgen, werden dadurch geknickt, was den Blutfluss erheblich einschränkt. Leberzellen werden geschädigt und gefährliche Zelltrümmer gelangen in den Blutstrom. Dadurch wird das Blutreinigungsvermögen der Leber weiter geschwächt. Dies hat zur Folge, dass sich mehr und mehr Giftstoffe in der Leber und im Blut ansammeln. Eine verstopfte Leber kann den venösen Blutstrom zum Herzen behindern und zu Herzflimmern oder gar zum Herzinfarkt führen. Es ist offensichtlich, dass Toxine, die nicht durch die Leber neutralisiert werden, das Herz und das Blutgefäßsystem schädigen.

Darüber hinaus können die aus den toten Zellen (ca. 30 Millionen täglich) stammenden Eiweiße und die ungenutzten Proteine aus der Nahrung nicht genügend abgebaut werden, was die Eiweißkonzentration im Blut erhöht. Daher versucht der Körper diese Proteine in den Blutgefäßwänden zu speichern (weitere Erklärungen dieses Prozesses folgen unten). Ist die Speicherkapazität des Körpers ausgereizt, sind die überschüssigen Proteine gezwungen, im Blutstrom zu bleiben. Dadurch kann sich der Volumenanteil der roten Blutkörperchen am Gesamtblutvolumen, *Hämokrit* (Hkt) genannt, extrem erhöhen. Die Konzentration des *Hämoglobins* steigt ebenfalls, was zu einer Rötung der Haut führt, vor allem im Gesicht und auf der Brust (Hämoglobin ist ein komplexes Eiweiß, das sich in den Lungen mit Sauerstoff vereint und es in die Körperzellen transportiert). Dadurch vergrößern sich die roten Blutkörperchen und sie können nicht mehr durch die dünnen Kapillaren fließen. Das Blut wird dadurch dickflüssig und verlangsamt sich, was das Gerinnungsrisiko (verklebte Blutplättchen) erhöht.

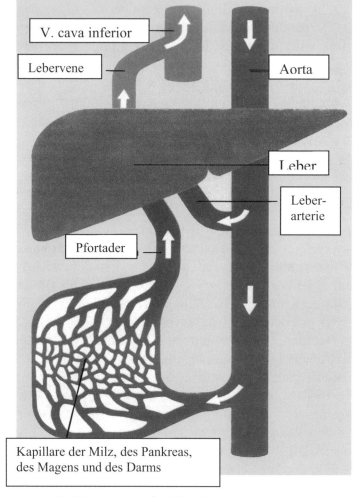

Abbildung 7: Die Filterfunktion der Leber

32

Blutgerinnsel werden als der wichtigste Risikofaktor für **Herzinfarkt** oder **Schlaganfall** betrachtet. Da Fett keine Gewinnungsmöglichkeit hat, stammt das Risiko aus der hohen Eiweißkonzentration im Blut. Wissenschaftler haben herausgefunden, dass die schwefelhaltige Aminosäure Homocystein (HC) sowohl die kleinen Gerinnsel begünstigt, die Aderschäden verursachen, als auch diejenigen, die zu den meisten Herzinfarkten und Hirnschlägen führen (Ann Clin & Lab Sci, 1991 and Lancet 1981). Es muss betont werden, dass HC mit Hinsicht auf Herzgefäßkrankheiten eine bis zu 40 Mal sicherere Diagnostik als Cholesterin ermöglicht. HC entsteht, wenn die Aminosäure Methion, die reichlich in rotem Fleisch, Milch und Milchprodukten vorhanden ist, ganz normal verstoffwechselt wird. Eine hohe Konzentration an Eiweiß im Blut verhindert die notwindige Versorgung der Zellen mit wichtigen Nährstoffen, wie Wasser, Glukose und Sauerstoff. [Eine hohe Konzentration an Eiweiß im Blut führt zur Dehydratation des Blutes, d.h. zur Blutverdickung – eine der Hauptursachen für hohen Blutdruck und Herzkrankheit.] Die Proteine verhindern auch die vollständige Entsorgung der Stoffwechselabfallprodukte (s. *Schlechter Kreislauf,...*). All diese Faktoren bringen den Körper dazu, den Blutdruck zu erhöhen. Dieser Zustand, auch **Hypertonie** genannt, reduziert die von der Blutverdickung ausgehende Lebensgefahr bis zu einem gewissen Maß. Jedoch werden die Blutgefäße durch diese lebenserhaltende Reaktion auf eine unnatürliche Situation übermäßig belastet und beschädigt.

Eine der ersten und effizientesten Taktiken, die der Körper anwendet, um die Gefahr eines bevorstehenden Herzinfarkts zu bannen, ist, das überschüssige Eiweiß aus dem Blutstrom zu entfernen und es zwischenzeitlich woanders zu speichern (s. **Abb. 8**). Der einzige Ort, wo Eiweiß in größeren Mengen gespeichert werden kann, ist das Blutgefäßsystem. Die Wände der Blutgefäße können das meiste überschüssige Eiweiß aufnehmen. Sie verwandeln das Eiweiß in Kollagen, welches aus 100% Eiweiß besteht, und speichern es in der *Intima*. Die Intima kann ihre Dicke bis zu 10 Mal vergrößern, bevor die Grenze ihrer Speicherkapazität erreicht ist. Dies bedeutet jedoch wiederum, dass die Körperzellen nicht mehr mit ausreichend

Sauerstoff und anderen Nährstoffen versorgt werden. Zu den Zellen, die von dieser „Hungersnot" betroffen sind, gehören auch diejenigen in den Herzmuskeln. Die Folge ist eine **Herzschwäche** und eine verminderte Leistung des Herzens, und natürlich jegliche Art von degenerativer Krankheit, so auch Krebs.

Wenn kein Protein mehr von den Kapillaren aufgenommen werden kann, beginnt die Intima der Arterien, Eiweiß einzulagern. Der positive Effekt dieses Mechanismus ist, dass das Blut dünnflüssig genug bleibt, um die Gefahr eines Herzinfarkts, zumindest für einige Zeit, zu bannen. Mit der Zeit jedoch schädigt diese Überlebenstaktik die Wände der Blutgefäße (nur die einfachsten Überlebensmaßnahmen des Körpers bleiben ohne Nebenwirkungen). Die Innenwände der Arterien verdicken und werden rau wie verrostete Wasserleitungen. Risse, Wunden und Verletzungen zeigen sich an verschiedenen Orten.

Verletzungen in kleineren Blutgefäßen werden mit Hilfe von Blutplättchen behoben. Sie schütten das Hormon Serotonin aus, das die Blutgefäße zusammenzieht und die Blutung stoppt. Größere Wunden jedoch, wie sie typischerweise bei geschädigten Koronararterien auftreten, können nicht allein durch Blutplättchen versiegelt werden; dafür bedarf es des komplexen Blutgerinnungsmechanismus des Körpers. Wenn sich aber ein Gerinnsel löst, kann es ins Herz gelangen und dort einen **Myokardinfarkt**, auch Herzmuskelinfarkt genannt, auslösen. [Ein Gerinnsel, welches das Gehirn erreicht, verursacht einen Schlaganfall. Blockiert es hingegen eine der Lungenarterien, die „gebrauchtes" Blut zu den Lungen befördert, kann die Folge tödlich sein.]

Bei größeren Wunden stehen dem Körper ein ganzes Arsenal an Erste-Hilfe-Maßnahmen zur Verfügung, u.a. die Ausschüttung von *Lipoprotein 5* (LP5) ins Blut. Dank seiner klebrigen Eigenschaft wirkt LP5 wie ein „Pflaster" und verschließt so die Wunden stärker. In einem zweiten, aber genau so wichtigen Schritt bringt der Körper spezifische Arten von Cholesterin auf die wunden Stellen (mehr dazu im Abschnitt „Hoher Cholesterinspiegel"). Diese fungieren dann als verlässlicher Verband.

Da jedoch die Cholesterinschichten alleine nicht genügend schützen, bildet sich glattes Muskel- und Bindegewebe in dem Blutgefäß. Diese Ablagerungen, arteriosklerotische oder atherosklerotische Plaques genannt, können eine Arterie ganz verschließen, den Blutfluss stoppen und zur Bildung lebensgefährlicher Blutgerinnsel führen. Wenn die Blutversorgung des Herzens unterbunden wird, hören die Muskeln auf zu arbeiten und ein Herzinfarkt ist unvermeidlich. Auch wenn die stufenweise Zerstörung der Blutgefäße, **Arteriosklerose** genannt, anfangs gegen einen durch ein Gerinnsel verursachten Herzinfarkt schützt, führt sie mit der Zeit zu genau einem solchen Herzinfarkt.

Verdickung der Blutgefäßwände

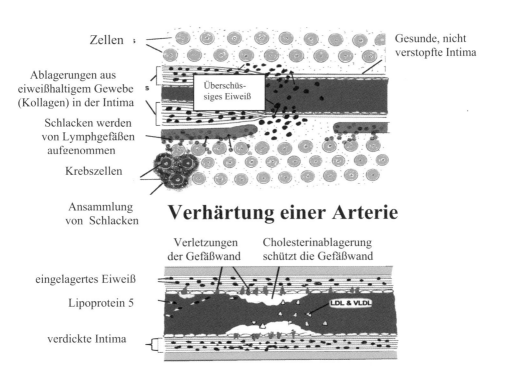

Abbildung 8: Die ersten Stadien einer Herzerkrankung

35

Erhöhter Cholesterinspiegel

Cholesterin ist ein wesentlicher Bestandteil jeder Zelle des Körpers und für Stoffwechselvorgänge unentbehrlich. Es ist bei der Synthese von Nervengewebe, Galle und einigen Hormonen besonders wichtig. Im Durchschnitt produziert unser Körper 0,5 bis 1g Cholesterin täglich, abhängig vom Körperbedarf. Unser Körper ist in der Lage, bis zu 400 Mal mehr Cholesterin zu produzieren als in 100g Butter enthalten sind. Die Hauptproduzenten sind die Leber und der Darm, in dieser Reihenfolge. Normalerweise gelangt das produzierte Cholesterin direkt in die Blutbahn, wo es sich sofort mit den Bluteiweißen verbindet. Diese Proteine, Lipoproteine genannt, transportieren das Cholesterin zu seinen vielen Bestimmungsorten. Es gibt drei Hauptarten von Cholesterin transportierenden Proteinen: *Low Density Lipoprotein* (LDL), *Very Low Density Lipo-protein* (VLDL), and *High Density Lipoprotein* (HDL).

Im Vergleich zum HDL, auch „gutes Cholesterin" genannt, haben LDL und VLDL relativ große Cholesterinmoleküle und sind die cholesterinhaltigsten. Es gibt gute Gründe für deren Größe. Im Gegensatz zu ihrem kleinen Bruder, der die Blutgefäßwände passiert, verlassen LDL und VLDL das Blut über die Leber.

Die Blutgefäße, die die Leber versorgen, auch *Sinusoide* genannt, haben eine andere Struktur als die, die den restlichen Körper versorgen. Ihre einzigartige, netzförmige Struktur ermöglicht den Leberzellen, den gesamten Blutinhalt, einschließlich der großen Cholesterinmoleküle, aufzunehmen. Die Leber baut das Cholesterin wieder auf und scheidet es zusammen mit der Galle in den Darm aus. Dort verbindet sich das Cholesterin mit Fetten, wird durch die Lymphe aufgenommen und gelangt ins Blut. Gallensteine in den Gallengängen der Leber vermindern den Gallenfluss und blockieren teilweise oder ganz den Fluchtweg des Cholesterins. Durch den Rückstau von Galle in die Leberzellen sinkt die Gallenproduktion. Eine gesunde Leber produziert bis zu 1,6 Liter Galle täglich. Wenn die Hauptgallengänge verstopft sind, wird höchstens eine Tasse Galle in den Darm gelangen. Folglich wird das meiste VLDL und LDL nicht ausgeschieden.

Gallensteine in den Gallengängen der Leber verformen die Struktur der Leberläppchen, was wiederum die Sinusoide schädigt. Ablagerungen von überschüssigem Eiweiß verschließen auch die Hohlräume in diesen Blutgefäßen (s. dieses Thema im vorangehenden Abschnitt). Die Moleküle des „guten" Cholesterins HDL sind klein genug, um das Blut durch normale Kapillaren zu verlassen, die größeren LDL- und VLDL-Moleküle hingegen sind mehr oder weniger im Blut gefangen. Dadurch erhöht sich die Konzentration von LDL und VLDL in scheinbar bedrohlicher Weise. Doch dies ist auch nur ein Überlebensversuch des Körpers. Er braucht das extra Cholesterin zur Heilung der vielen Risse und Wunden, die durch das überschüssige Protein im Blut an den Gefäßwänden verursacht werden. Mit der Zeit beginnt das lebenserhaltende Cholesterin jedoch die Blutgefäße zu verschließen und verhindert die Sauerstoff-versorgung des Herzens.

Dazu kommt noch, dass der reduzierte Gallenfluss vor allem die Verdauung von Fetten beeinträchtigt. Dadurch steht den Körperzellen für deren Stoffwechsel nicht mehr genug Cholesterin zur Verfügung. Da die Leberzellen nicht genügend LDL- und VLDL-Moleküle erhalten, gehen sie (die Leberzellen) davon aus, dass es einen Mangel an diesen Cholesterinarten gibt und fangen an, vermehrt Cholesterin zu produzieren, was die LDL- und VLDL-Werte im Blut noch mehr erhöht.

Das „schlechte" Cholesterin ist im Blutkreislauf gefangen, da die Fluchtwege, die Gallengänge und Lebersinusoide, verstopft oder beschädigt sind. Die Kapillaren und Arterien speichern so viel sie können des „schlechten" Cholesterins an ihren Wänden und werden dadurch starr und hart.

Die koronare Herzkrankheit, sei sie durch Rauchen, zuviel ei-weißhaltige Nahrung, übermäßigen Alkoholgenuss, Stress oder andere Faktoren verursacht, zeigt sich erst, wenn Gallensteine die Gallengänge der Leber verstopft haben. Die Gallensteine aus der Leber und der Gallenblase zu entfernen, kann nicht nur einen Herzinfarkt oder Schlaganfall verhindern, sondern auch die koronare Herzkrankheit und Schädigungen am Herzmuskel rückgängig machen. Die Reaktion des Körpers auf Stresssituationen wird weniger schädlich, der Cholesterinspiegel normalisiert sich und die verformten und verletzten Leberläppchen regenerieren sich. Cholesterinsenkende Medikamente haben diesen Effekt nicht. Sie senken den Cholesterinspiegel im Blut auf unnatürliche Weise und zwingen dadurch die Leber, noch mehr Cholesterin zu produzieren. Doch wenn überschüssiges Cholesterin in die Gallengänge gelangt, bleibt es dort in kristalliner (und nicht in löslicher) Form und wandelt sich in Gallensteine um. Menschen, die regelmäßig cholesterinsenkende Medikamente nehmen, haben meistens eine außergewöhnlich hohe Anzahl an Gallensteinen. Dadurch setzen sie sich erheblichen Nebenwirkungen wie Krebs und Herzkrankheiten aus.

Cholesterin ist für das Immunsystem von größter Bedeutung, vor allem zur Bekämpfung der Millionen von Krebszellen, die jeder Mensch täglich in seinem Körper produziert. Trotz der vielen gesundheitlichen Probleme, die man mit Cholesterin in Verbindung bringt, sollte man diese wichtige Substanz nicht aus dem Körper ausmerzen wollen. Cholesterin hat viel mehr gute als schlechte Seiten. Das Schlechte daran ist meist ein Anzeichen von anderen Problemen. Ich möchte nochmals betonen, dass sich das „schlechte" Cholesterin nur an den Gefäßwänden absetzt, um einen bevorstehenden Herzinfarkt zu verhindern, nicht um ihn auszulösen.

Der Beweis dafür ist, dass Cholesterin sich nie an den Wänden von Venen ablagert. Wenn ein Arzt Ihren Cholesterinwert ermittelt, entnimmt er Blut von einer Vene und nicht von einer Arterie. Da das Blut in den Venen langsamer fließt, sollte Cholesterin sich eigentlich dort leichter ablagern, doch dies tut es nie. Es gibt dafür einfach keinen Grund. Warum nicht? Weil die Innenwand von Venen keine zu heilenden Risse und Wunden aufweist. Cholesterin beschichtet Arterien nur, um die Wunden abzudecken und das darunter liegende Gewebe wie ein wasserdichtes Pflaster zu schützen. Im Gegensatz zu Kapillaren und Arterien speichern Venen keine Proteine in ihren Wänden und erleiden daher diese Art von Schaden nicht.

„Schlechtes" Cholesterin *rettet* Leben, es *tötet nicht*. LDL hilft dem Blut durch geschädigte Gefäße zu fließen, ohne eine lebensgefährliche Situation zu schaffen. Die Theorie, dass hohe LDL-Werte eine Hauptursache für koronare Herzkrankheiten seien, ist nicht belegt und unwissenschaftlich. Es hat in der Bevölkerung zum Irrglauben geführt, dass Cholesterin ein mit allen Mitteln zu bekämpfender Feind sei. Studien am Menschen haben keinen Kausaleffekt zwischen Cholesterin und Herzkrankheiten bewiesen. Hunderte von Studien zu diesem Thema haben lediglich eine statistische Korrelation zwischen beiden aufgezeigt. Und dies ist auch richtig so, denn ohne „schlechte" Cholesterinmoleküle in den geschädigten Arterien gäbe es Millionen mehr an Herzinfarkt verstorbenen Menschen als bisher. Andererseits haben Dutzende von überzeugenden Studien gezeigt, dass das Risiko eines Herzinfarktes steigt, wenn die HDL-Werte sinken. Hohe LDL-Werte sind nicht eine *Ursache* von Herzkrankheiten, sie sind eher die *Folge* einer gestörten Leberfunktion und eines eingeschränkten, dehydrierten Blutkreislaufs.

Wenn Ihr Arzt Ihnen gesagt hat, dass cholesterinsenkende Medikamente Sie vor einem Herzinfarkt schützen, wurden Sie in schlimmer Weise irregeführt. Das in den USA am meisten verschriebene cholesterinsenkende Medikament ist Lipitor (das entsprechende Arzneimittel in Europa wäre Sortis). Ich lege Ihnen nahe, diese von der offiziellen Lipitor Webseite herausgegebene Warnung zu lesen:

„LIPITOR® (Atorvastatin Kalzium) Tabletten sind ein verschreibungspflichtiges Medikament, das zusammen mit einer Diät das Cholesterin senkt. LIPITOR ist nicht für jeden bestimmt, u.a. Personen mit Leberkrankheiten oder möglichen Leberproblemen und Frauen, die stillen, schwanger sind oder es werden könnten. LIPITOR hat keine nachgewiesene vorbeugende Wirkung gegenüber Herzkrankheiten oder Herzinfarkten.

Wenn Sie LIPITOR nehmen, berichten Sie Ihrem Arzt von jeden ungewöhnlichen Muskelschmerzen oder -schwächen. Dies könnte das Anzeichen einer gravierenden Nebenwirkung sein. Es ist wichtig, Ihrem Arzt zu sagen, ob Sie andere Medikamente nehmen, um mögliche schlimme Wechselwirkungen zu vermeiden..."

Da frage ich: „Warum sollte man die Gesundheit oder gar das Leben einer Person aufs Spiel setzen, indem man ihr ein Medikament gibt, das keinen Einfluss auf das Problem hat, wofür es verschrieben wurde?" Der Grund, weshalb die Senkung des Cholesterinspiegels

39

Herzkrankheiten nicht vorbeugen kann, ist der, dass Cholesterin Herzkrankheiten nicht verursacht.

Die wichtigste Frage ist, wie effizient der Körper das Cholesterin und die anderen Fette nutzt. Die Fähigkeit des Körpers, diese Fette zu verdauen, zu verarbeiten und zu nutzen ist davon abhängig, wie frei die Gallengänge in der Leber sind. Kann die Galle ungehindert fließen, sind die LDL- und HDL-Werte ausgewogen. Daher ist die beste Vorsorgemaßnahme für koronare Herzkrankheiten, die Gallengänge freizuhalten.

Schlechter Kreislauf, Vergrößerung des Herzens und der Milz, Krampfadern, Lymphstau, Hormonstörungen

Gallensteine in der Leber können zu Kreislaufschwäche, Vergrößerung des Herzens und der Milz, Krampfadern, Lymphstau und Hormonstörungen führen. Wenn die Gallensteine groß genug geworden sind, um die Struktur der Leberläppchen zu verändern, fließt das Blut nicht mehr richtig durch die Leber. Dadurch erhöht sich nicht nur der venöse Blutdruck in der Leber, sondern auch in allen Organen und Bereichen des Körpers, die gebrauchtes Blut durch ihre Venen in die Pfortader der Leber ableiten. Ein behinderter Blutfluss in der Pfortader der Leber führt zu Stauungen, insbesondere in der Milz, im Magen, im unteren Ende des Ösophagus, im Pankreas, in der Gallenblase und im Darm. Diese wiederum führen zu Vergrößerungen dieser Organe, vermindern deren Fähigkeit, sich von Schlacken zu befreien und verstopfen deren Venen.

Eine **Krampfader** ist so erweitert, dass die Venenklappen sich nicht genügend schließen können, um einen Rückfluss des Blutes zu verhindern. Konstanter Druck auf die Venen am Verbindungspunkt zwischen Rektum und After führen zu Hämorrhoiden. Andere typische Orte für Krampfadern sind die Beine, der Ösophagus und das Skrotum. Ein Anschwellen der Venen und Venolen (kleine Venen) kann überall im Körper auftreten und ist immer ein Zeichen dafür, dass eine Behinderung des Blutstromes vorliegt.[2]

Ein schlechter Blutfluss durch die Leber zieht auch das Herz in Mitleidenschaft. Wenn die Organe des Verdauungssystems durch erhöhten venösen Druck geschwächt werden, verstopfen sie und fangen an, Gifte anzusammeln, einschließlich Zelltrümmer von abgestorbenen Zellen. Die Milz vergrößert sich, da sie durch das Entfernen von geschädigten oder abgestorbenen Zellen Mehrarbeit verrichten muss. Dadurch verlangsamt sich der Blutstrom zu den Organen des Verdauungssystems noch mehr, was das **Herz belastet**, den **Blutdruck erhöht** und **Blutgefäße verletzt**. Die rechte Herzhälfte, in die venöses Blut über die *untere Hohlvene* aus der Leber und allen anderen Bereichen unterhalb den Lungen fließt, wird mit Giftstoffen und manchmal infektiösem Material überlastet. Mit der Zeit vergrößert sich dadurch die rechte Herzhälfte.

Fast alle Herzkrankheiten haben eins gemeinsam: der Blutfluss wird erschwert. Es ist jedoch nicht einfach, den Blutkreislauf aufzuhalten und es setzt eine schwere Verstopfung der Gallengänge der Leber voraus. Gallensteine in den Gallengängen vermindern oder unterbrechen die Blutversorgung der Leberzellen. Verminderter Blutfluss in der Leber beeinträchtigt den Blutfluss im ganzen Körper, und dies beeinträchtigt wiederum das Lymphsystem.

Das Lymphsystem, das eng mit dem Immunsystem verbunden ist, reinigt den Körper von schädlichen Schlacken, körperfremden Substanzen und Zelltrümmern. Alle Zellen scheiden Schlacken in die sie umgebende Flüssigkeit aus, welche sie auch mit Nährstoffen versorgt. Es handelt sich um die Extrazellulärflüssigkeit. Wie gut Zellen genährt werden, und wie effizient sie funktionieren, hängt von der Schnelligkeit und Wirksamkeit der Reinigung der Extrazellulärflüssigkeit ab. Da die meisten Schlacken zur Entsorgung nicht direkt in das Blut übergehen können, werden sie in der

---

[2] In Deutschland werden bei Krampfadern als erfolgreiche Alternative zu einer Operation Rosskastaniensamen verschrieben und in sehr effizienten Behandlungsmethoden für schwere Beine, Hämorrhoiden und Krämpfe eingesetzt. Zusammen mit Reinigungen der Leber, des Kolons und der Nieren können Rosskastanien zur völligen Genesung führen.

Extrazellulärflüssigkeit gesammelt, bis sie durch das Lymphsystem entsorgt und entgiftet werden können. Die unter Umständen schädlichen Stoffe werden durch die im Körper strategisch platzierten Lymphknoten gefiltert und neutralisiert. Eine der wichtigsten Funktionen des Lymphsystems ist es, die Extrazellulärflüssigkeit frei von Giften zu halten, was es zu solch einem extrem wichtigen System macht.

Ein schlechter Blutkreislauf verursacht eine Überbelastung der Extrazellulärflüssigkeit und daher auch der Lymphe und der Lymphknoten mit fremden, schädlichen Stoffen. Gerät die Lymphdrainage ins Stocken, beginnen die Thymusdrüse, die Mandeln und die Milz schnell abzubauen. Diese Organe sind ein wichtiger Bestandteil des Reinigungs- und Immunsystems des Körpers. Dazu kommt noch, dass die in den Gallensteinen nistenden Keime eine ständige Entzündungsquelle für den Körper darstellen können und dadurch das lymphatische und das Immunsystem so in Beschlag nehmen, dass sie sich gegen schlimmere Krankheiten wie **infektiöse Mononukleose, Masern, Typhus, Tuberkulose, Syphilis**, usw. nicht mehr wehren können.

Durch den verminderten Gallenfluss in der Leber und in der Gallenblase verschlechtert sich die Verdauungsfähigkeit des Dünndarms. Dadurch können erhebliche Mengen an Abfall- und Giftstoffen, wie *Kadaverine* und *Putrescine* (Abbaustoffe von fermentierender und sich zersetzender Nahrung) in das lymphatische System gelangen. Diese Toxine gelangen dann zusammen mit Fetten und Proteinen an der Cisterna chyli in das Hauptlymphgefäß des Körpers, den Milchbrustgang. Die Cisterna chyli ist das Auffangbecken (in Beutelform) für die Lymphflüssigkeit und befindet sich vor den zwei ersten Lendenwirbeln (s. **Abb. 9**).

Diese Lymphbeutel schwellen durch Toxine, Antigene und un-verdaute tierische Proteine aus Fisch, Fleisch und Milchprodukten an und entzünden sich. Wenn tierische Zellen geschädigt werden oder absterben, - was Sekunden nach der Schlachtung passiert -, werden deren Eiweißstrukturen durch Zellenzyme abgebaut. Diese sogenannten „degenerierten" Eiweiße sind für den Körper ohne Nutzen und werden sogar schädlich, wenn sie nicht vom

42

lymphatischen System schnell abtransportiert werden, denn sie bilden einen guten Nährboden für Viren, Pilze und Bakterien. In manchen Fällen können Allergien auftreten.

Sind die Lymphbeutel verstopft, können die körpereigenen degenerierten Eiweiße nicht mehr genügend abtransportiert werden und es bilden sich **Lymphödeme**. Liegt man auf dem Rücken, lassen sich Lymphödeme als harte, manchmal faustgroße Knoten im Bereich des Bauchnabels ertasten. Diese „Steine" sind die Hauptursache für **Schmerzen im mittleren und unteren Rückenbereich** und für **Bauchschwellungen** und eigentlich für die meisten Gesundheitsprobleme. Viele Menschen, die einen „dicken Bauch" haben, betrachten diese Unterleibsschwellung als einen harmlosen Missstand oder als eine normale Folge des Alterns. Sie sind sich nicht bewusst, dass sie dort eine lebende „Zeitbombe" nähren, welche eines Tages explodieren und lebenswichtige Bereiche des Körpers verletzen kann.

80% des lymphatischen Systems sind mit dem Darm verknüpft und machen diesen Körperbereich zum größten Zentrum der Immunaktivität. Dies ist kein Zufall. Der Darmtrakt ist der Körperbereich, in dem die meisten Krankheitserreger bekämpft oder gebildet werden. Jedes Lymphödem oder eine andere Verstopfung dieses wichtigen Teils des lymphatischen Systems kann zu möglicherweise schwerwiegenden Komplikationen anderswo im Körper führen.

Wo auch immer ein Lymphgang verstopft ist, bildet sich eine Ansammlung von Lymphe vor dem Pfropf. Dadurch können die Lymphknoten in diesen Bereichen folgende Stoffe nicht mehr richtig neutralisieren oder entgiften: lebende und tote Phagozyten und die Keime, die sie in sich tragen; abgebaute Gewebezellen; durch Krankheit geschädigte Zellen; Fermentierungsrückstände; mit der Nahrung aufgenommene Pestizide; eingeatmete Toxine; bösartige Tumorzellen und die Millionen von Krebszellen, die jeder Mensch täglich generiert. Die unzureichende Zerstörung all dieser Stoffe kann in den Lymphknoten zu Entzündungen, Vergrößerungen oder

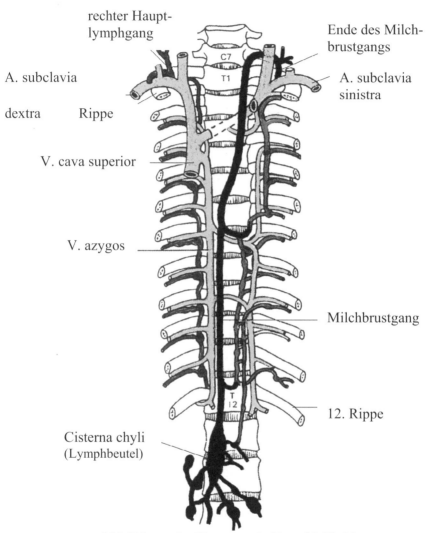

rechter Haupt-
lymphgang

A. subclavia

dextra   Rippe

Ende des Milch-
brustgangs

A. subclavia
sinistra

V. cava superior

V. azygos

Milchbrustgang

12. Rippe

Cisterna chyli
(Lymphbeutel)

Abbildung 9: Cisterna chyli und Milchbrustgang

zu Blutstau führen. Infizierte Stoffe können in die Blutbahn gelangen und dort Blutvergiftungen und akute Krankheiten zur Folge haben. In den meisten Fällen baut sich die Lymphblockade langsam auf und die einzigen bemerkbaren Symptome sind das Aufschwellen des Unterleibs, der Hände, Arme, Füße oder Knöchel, oder das

Anschwellen des Gesichts und der Augen. Dies wird oft als „Wasseransammlung" bezeichnet, ein Vorreiter chronischer Krankheiten.

Kontinuierliche Lymphverstopfung führt meist zu chronischen Leiden. Fast jedes chronische Leiden entsteht durch eine verstopfte Cisterna chyli. Mit der Zeit wird der Milchbrustgang, der Lymphe aus der Cisterna chyli ableitet, durch den ständigen Fluss an toxischen Stoffen überlastet und verstopft ebenfalls. Der Milchbrustgang ist mit vielen anderen Lymphbahnen verbunden (s. **Abb. 9** und **10**) , die ihren Abfall in diesen „Abwasserkanal" fließen lassen. Der Milchbrustgang entsorgt 85% des Zellabfalls und anderer toxischer Stoffe, die im Körper täglich generiert werden, daher führt dort eine Verstopfung zu einem Rückstau der Giftstoffe in andere, entferntere Bereiche des Körpers.

Werden die täglich generierten Schlacken und Zelltrümmer über eine gewisse Zeit nicht entfernt, zeigen sich Krankheitssymptome. Die folgenden Beispiele sind nur einige Krankheitsanzeichen, die direkt aus einer chronischen, lokalisierten Verstopfung resultieren:

Fettleibigkeit, Zysten im Uterus oder in den Eileitern, Vergrößerung der Prostata, Gelenkrheuma, Vergrößerung der linken Herzhälfte, Herzinfarkt, Blutandrang in den Bronchien und Lungen, Verdickung des Nackens, Steifheit im Nacken und den Schultern, Rücken- und Kopfschmerzen, Migräne, Schwindel, Ohrensausen und -schmerzen, Taubheit, Schuppenflechte, chronische Erkältungen, Sinusitis, Heuschnupfen, gewisse Formen von Asthma, Vergrößerung der Schilddrüse, Augenkrankheiten, schlechte Sicht, geschwollene Brüste, Brustkrebs, Nierenprobleme, Schmerzen im unteren Rückenbereich, geschwollene Beine und Knöchel, Skoliose, Hirnfunktionsstörungen, Gedächtnisschwund, Magenprobleme, vergrößerte Milz, Reizdarm, Hernien, Polypen im Dickdarm, etc.

Der Milchbrustgang entsorgt die normal entgifteten Schlacken in die *Vena subclavia sinitra* am Nackenansatz. Diese Ader fließt in die *Vena cava superior*, welche direkt in die linke Herzhälfte führt. Eine Verstopfung in der Cisterna chyli und im Milchbrustgang verhindert nicht nur eine ordentliche Lymphdrainage dieser Organe oder Körperbereiche, sie ermöglicht diesen toxischen Stoffen den Zugang ins Herz und in die Herzarterien. Dies belastet das Herz über Gebühr, und die Toxine und Krankheitserreger gelangen so in die Blutbahn und verbreiten sich im ganzen Körper.

Es gibt selten eine Krankheit, die nicht von einem Lymphstau verursacht wird. Ein Lymphstau hat in den meisten Fällen seinen Ursprung in einer verstopften Leber (die Ursachen der Gallensteine in der Leber werden im nächsten Kapitel erörtert). Im Extremfall entsteht ein **Lymphom** oder **Lymphkrebs**, wobei der **Morbus Hodgkin** der meist verbreitete Typ ist.

Wenn der Kreislauf, bedingt durch Gallensteine in der Leber anfängt fehlerhaft zu funktionieren, wird das endokrine System auch belastet. Die endokrinen Drüsen produzieren Hormone, die direkt von den Drüsenzellen in das Blut gelangen, wo sie die Funktion, das Wachstum und die Nahrungsaufnahme des Körpers beeinflussen. Diejenigen Drüsen, die am meisten durch Verstopfungen belastet sind, sind die Schilddrüse, die Nebenschilddrüsen, der Nebendrüsenkortex, die Eierstöcke und die Hoden. Wird der Kreislauf sehr stark beeinträchtigt, kommt es zu Schwankungen in der Hormonausschüttung der *Langerhans'schen Inseln* im Pankreas, der *Zirbeldrüse* und der *Hypophyse*.

Blutstauungen mit der charakteristischen Verdickung des Blutes verhindern, dass die Hormone ihre Ziele im Körper in ausreichender Menge und rechtzeitig erreichen. Dies führt zu einer *Hypersekretion* (Überproduktion) an Hormonen.

Wenn die Lymphe nicht gut genug von den Drüsen abfließt, ergibt sich in den Drüsen selbst ein Lymphstau. Dies führt zu *Hypo-sekretion* (Unterproduktion) von Hormonen. Krankheiten, die von einem Ungleichgewicht der Schilddrüse herrühren, sind u.a. **toxischer Kropf, die Basedowsche Krankheit, Kretinismus, Mix-Ödeme, Schilddrüsentumore, Hypoparathyreoidismus,** eine Unterfunktion der Nebenschilddrüse, welche die Kalziumresorption vermindert und **Katarakt** verursacht, **Verhaltensstörungen** und **Demenz.** Allein schon eine schlechte Kalziumresorption verursacht viele Krankheiten, u.a. auch **Osteoporose** (Verlust an Knochendichte). Wenn Kreislaufprobleme die ausgeglichene Sekretion von Insulin in den Langerhans'schen Inseln des Pankreas stören, kann **Diabetes** entstehen.

Gallensteine in der Leber können die Leberzellen dazu bringen, die Proteinsynthese zu drosseln. Verminderte Proteinsynthese wiederum veranlasst die Drüsen der Nebennieren zu einer Überproduktion an *Cortisol*, einem Hormon, das die Proteinsynthese anregt. Zu

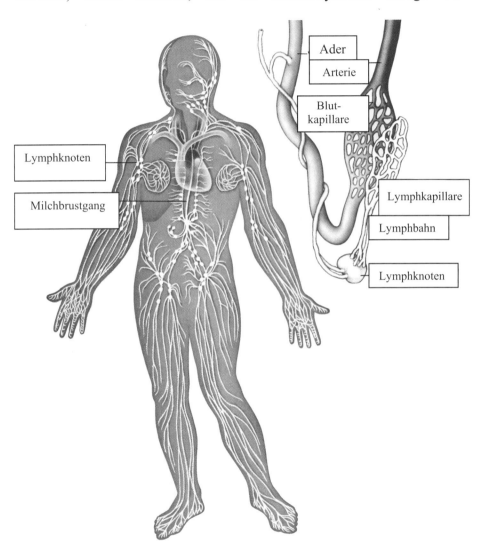

Abbildung 10: Lymphatisches System und Lymphknoten

viel *Cortsol* im Blut führt zu einer **Atrophie des Lymphgewebes** und einer **geschwächten Immunreaktion**, was als die Hauptursache von Krebs und vielen schweren Krankheiten betrachtet wird.

Eine gestörte Sekretion der Nebennierenhormone kann zu vielen verschiedenen Störungen führen, da sie eine **geschwächte Fieber-reaktion** und eine **verminderte Proteinsynthese** verursacht. Proteine sind die wichtigsten Bausteine für Zellgewebe, Hormone, etc. Die Leber ist in der Lage, viele verschiedene Hormone zu produzieren. Hormone bestimmen, wie gut ein Körper wächst und heilt.

Die Leber hemmt auch gewisse Hormone, u.a. Insulin, Glukagon, Cortisol, Aldosteron, Schilddrüsen- und Sexualhormone. Gallensteine in der Leber behindern diese lebenswichtige Funktion, was zu einer erhöhten Hormonkonzentration im Blut führen kann. Hormonelles Ungleichgewicht ist ein sehr gefährlicher Zustand und kann leicht eintreten, wenn Gallensteine in der Leber die wichtigsten Kreislaufbahnen, zu denen auch die Hormonlaufbahn gehört, unterbrochen haben.

Krankheiten entstehen nicht, wenn Blut und Lymphe normal und frei fließen können. Probleme sowohl im Blut- als auch im Lymph-kreislauf können erfolgreich durch eine Reihe von Leberreinigungen überwunden und einer Erkrankung durch eine gesunde Ernährung und Lebensweise vorgebeugt werden.

Störungen des Atemsystems

Psychische wie physische Gesundheit hängt von der Effizienz und der Vitalität der Körperzellen ab. Die meiste von den Zellen benötigte Energie stammt aus chemischen Reaktionen, die nur mit Hilfe von Sauerstoff zustande kommen. Eines der Abfallprodukte ist Kohlendioxid. Über das Atemsystem wird genügend Sauerstoff in den Körper und Kohlendioxid aus dem Körper befördert. Das Blut dient als Transportsystem für den Austausch dieser Gase zwischen den Lungen und den Zellen.

Gallensteine in der Leber können die Atemfunktion stören und **Allergien, Störungen der Nasenwege und der Nasenhöhlen** sowie **Krankheiten der Bronchien und der Lunge** hervorrufen. Wenn

Gallensteine die Leberläppchen verformen, wird die Blutreinigungs-funktion der Leber, des Dünndarms, des lymphatischen und des Immunsystems geschwächt. Schlacken und toxische Substanzen, die normalerweise durch diese Organe und Systeme entgiftet werden, beginnen ins Herz, in die Lungen, in die Bronchien und andere Atemwege zu gelangen. Dadurch, dass es diesen Reizstoffen ständig ausgesetzt wird, vermindert sich die Abwehrkraft des Atemsystems. Lymphstaus im Unterleib, vor allem in der Cisterna chyli und dem Milchbrustgang, verhindern ein ausreichendes Abfließen der Lymphe aus den Atemorganen. Die meisten Atemwegsbeschwerden sind Folge solcher Lymphstaus.

Wenn inhalierte oder übers Blut beförderte Keime die Lungen erreichen und besiedeln, entsteht eine **Lungenentzündung**. Gallensteine beherbergen schädliche Keime und hochgiftige Reizstoffe, die über die geschädigte Leber ins Blut gelangen. Gallensteine sind daher eine konstante Quelle der Immununterdrückung, und der Körper ist, vor allem in den oberen Atemwegen, internen sowie externen Krankheitserregern ausgeliefert. Diese sind u.a. übers Blut und über die Luft beförderte Keime (letztere sollen Lungenentzündungen verursachen), Zigarettenrauch, Alkohol, Röntgenstrahlen, Korticosteroide, Allergene, Antigene, Umweltgifte, etc.

Weitere Komplikationen erscheinen, wenn die Menge der Gallensteine in den Lebergallengängen eine Vergrößerung der Leber verursachen. Die Leber befindet sich im Oberleib und zieht sich fast über die gesamte Breite des Körpers. Die obere und vordere Oberfläche ist glatt und gewölbt, um sich an das Zwerchfell zu schmiegen. Ist die Leber vergrößert, hemmt sie die Bewegungen des Zwerchfells und behindert die Lungen beim Einatmen. Im Gegensatz dazu ermöglicht eine gesunde Leber, dass die Lungen sich in den Unterleib ausdehnen und dort einen Druck erzeugen. Dadurch wölbt sich der Unterleib nach außen, wie es vor allem bei gesunden Babies gut zu sehen ist. Durch die Dehnung des Unterleibs während des Einatmens werden Blut und Lymphe nach oben in das Herz gedrückt, was einen guten Kreislauf begünstigt. Eine vergrößerte Leber verhindert, dass Zwerchfell und Lungen sich voll ausdehnen, was zu vermindertem Austausch der Gase in den Lungen, Lymphstaus und übermäßiger Konzentration von Kohlendioxid in den Lungen verursacht. Die reduzierte Sauerstoffaufnahme beeinträchtigt die Zellfunktion im gesamten Körper.

Die meisten Menschen in der industrialisierten Welt haben eine vergrößerte Leber. Was generell als „Normalgröße" betrachtet wird, ist eigentlich schon Übergröße. Sind alle Gallensteine durch eine Reihe von Leberreinigungen entfernt, schrumpft die Leber innerhalb von sechs Monaten wieder auf ihre normale Größe zurück.

Fast alle Krankheiten der Lungen, der Bronchien und der oberen Atemwege sind durch Gallensteine in der Leber entweder verursacht oder verschlimmert worden und können durch die Entfernung der Steine verbessert oder geheilt werden.

Störungen des Harnsystems

Das *Harnsystem* ist ein wichtiges Ausscheidungssystem des Körpers und besteht aus: zwei *Nieren*, die den Harn produzieren und ausscheiden; zwei *Harnleitern*, die den Urin von den Nieren in die Harnblase befördern; einer *Harnblase*, in der der Urin gesammelt und zwischengespeichert wird; und einer *Harnröhre*, durch die der Urin von der Harnblase ausgeschieden wird, indem er den Körper verlässt (s. **Abb. 11**). Ein gut funktionierendes Harnsystem ist unabdingbar, um das richtige Verhältnis zwischen Wasser und den dort gelösten Stoffen, sowie zwischen Säuren und Basen zu bewahren. Dieses System ist z.B. auch an der Entsorgung von Schlacken aus dem Abbau (Katabolismus) von Zellproteinen in der Leber beteiligt.

Die meisten Erkrankungen der Nieren und der harntreibenden Organe sind die Folge einer Störung der einfachen Filterfunktion der Nieren. Täglich werden 100-150 Liter wässriges Filtrat durch die zwei Nieren gewonnen. Davon werden 1-1,5 Liter als Urin ausgeschieden. Mit Ausnahme der Blutzellen, der Plättchen und des Bluteiweißes, passieren alle anderen Blutbestandteile die Nieren. Diese Filtration wird durch die schlechte Leistung des Verdauungssystems und vor allem der Leber unterbrochen und geschwächt.

Gallensteine in der Leber und in der Gallenblase vermindern die zur Nahrungsverdauung erforderliche Gallenmenge. Die unverdaute Nahrung beginnt zu fermentieren und zu verfaulen, dadurch entstehen giftige Schlacken in Blut und Lymphe. In den normalen Ausscheidungen des Körpers, wie Harn, Schweiß, Gase und Stuhl befinden sich keine krankheitserregenden Abbaustoffe; d.h. so lange nicht, wie die Entsorgungskanäle frei und ungehindert bleiben. Krankheitserreger sind winzige Moleküle in Blut und Lymphe und können nur mit Hilfe starker Elektronenmikroskope sichtbar gemacht werden.

Diese Moleküle haben eine stark säurebildende Wirkung auf das Blut. Um eine lebensgefährliche Krankheit oder ein Koma zu verhindern, muss das Blut sich von diesen winzigen Toxinen befreien. Deshalb befördert es diese ungewollten Eindringlinge in die Extrazellulärflüssigkeit. Die Extrazellulärflüssigkeit ist eine die Zellen umgebende, gallertartige Flüssigkeit (Lymphe).

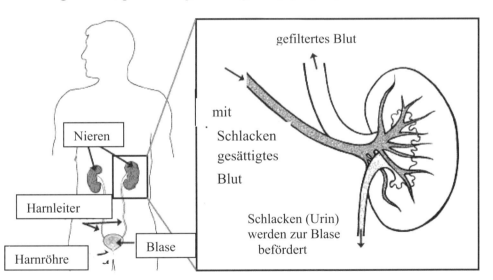

Abbildung 11: Das Harnsystem

Die Zellen „baden" in der Extrazellulärflüssigkeit. Normalerweise weiß der Körper, wie er mit den in der Extrazellulärflüssigkeit

51

gespeicherten sauren Schlacken umzugehen hat. Er flößt eine Base (*Natriumbikarbonat* NaHCO3) ins Blut, welche die sauren Gifte bindet, neutralisiert und über die Ausscheidungsorgane entsorgt. Diese Notmaßnahme reicht jedoch nicht mehr aus, wenn Gifte schneller angesammelt werden, als sie neutralisiert und entsorgt werden können. Die Extrazellulärflüssigkeit verdickt sich; Nährstoffe, Wasser und Sauerstoff können sie nicht mehr frei durchströmen und die Körperzellen beginnen unter diesem Nährstoff-, Wasser- und Sauerstoffmangel zu leiden.

Einer der sauersten Stoffe sind tierische Eiweiße. Gallensteine unterbinden die Fähigkeit der Leber, diese Eiweiße abzubauen. Das Übermaß an Eiweiß wird vorläufig in der Extrazellulärflüssigkeit gespeichert und dann in Kollagenfasern umgewandelt. Die Kollagenfasern werden in die Intima der Kapillarwände eingebaut. Dadurch kann die Intima bis zu zehn Mal dicker als normal werden. Ein ähnlicher Verlauf ist in den Arterien zu sehen. Je verstopfter die Blutgefäßwände, desto weniger Proteine können aus dem Blut entweichen. Die Folge ist verdicktes Blut, das für die Nieren immer schwieriger zu filtern wird. Parallel dazu verstopft auch die Intima der Blutgefäße, welche die Nieren versorgen. Dadurch verhärten die Blutgefäße noch mehr, der **Blutdruck** fängt an zu steigen und die Gesamtleistung der Nieren lässt nach. Immer mehr der durch die Nierenzellen ausgeschiedenen Schlacken, die normalerweise durch die Adern und die Lymphbahnen entsorgt werden, bleiben zurück und verdicken die Zellwände weiter.

All dies führt zu einer Überlastung der Nieren, die den Wasser- und Elektrolythaushalt nicht mehr aufrechterhalten können. Dazu kommt, dass Harnbestandteile sich zu Kristallen und zu Steinen verschiedener Größen und Formen bilden (s. **Abb. 12a**). **Harnsäuresteine** bilden sich, wenn die Konzentration der Harnsäure im Urin 2-4mg% überschreitet. Dieser Wert wurde bis Mitte 1960 noch als tolerierbar betrachtet. Harnsäure entsteht als Nebenprodukt beim Eiweißabbau in der Leber. Da der Fleischkonsum zu dieser Zeit dramatisch gestiegen ist, wurde der „Normalwert" auf 7,5 mg% angehoben, was die Harnsäure für den Körper jedoch nicht weniger schädlich macht. Aus überschüssiger Harnsäure gebildete Steine (s.

auch „Harnsäuresteine" in **Abb. 12b**) können zu **Harnstau**, **Nierenentzündung** und schließlich zu **Nierenversagen** führen.

Erhalten die Nierenzellen immer weniger lebenswichtige Nährstoffe und Sauerstoff, können sich bösartige Tumoren bilden. Harnsäurekristalle, die nicht von den Nieren entsorgt wurden, können sich in den Gelenken absetzen und Rheuma, Gicht und Ödeme verursachen.

Die Symptome einer bevorstehenden Nierenstörung sind oft täuschend schwach im Verhältnis zur möglichen Schwere einer Nierenkrankheit. Die Symptome von Nierenstörungen, die am besten zu beobachten sind und am häufigsten vorkommen, sind Schwankungen in Menge, Häufigkeit und Farbe des Urins. Meistens schwellen das Gesicht und die Knöchel an, Schmerzen im oberen Rücken entstehen. Bei einer fortgeschrittenen Störung können unscharfe Sicht, Müdigkeit, Leistungsschwäche und Übelkeit auftreten. Die folgenden Symptome können auch auf eine Nierenstörung hinweisen: hoher oder niedriger Blutdruck, vom oberen zum unteren Bauch wandernder Schmerz, dunkelbrauner Urin, Rückenschmerzen genau über der Taille, übermäßiger Durst, erhöhte Harnmenge, vor allem nachts, weniger als 500 ml Urin pro Tag, Völlegefühl in der Blase und Schmerzen beim Wasserlassen, trockene und dunkle Hautpigmente, geschwollene Knöchel in der Nacht, geschwollene Augen am Tage, Blutergüsse und Blutungen.

Alle schweren Erkrankungen des Harnsystems werden durch vergiftetes Blut verursacht, d.h. das Blut ist mit winzigen Schlacken-Stoffen und überschüssigem Eiweiß belastet. Gallensteine in der Leber verschlechtern die Verdauung, führen zu Blut- und Lymph-staus und unterbrechen den gesamten Herz-Kreislauf, wie auch das Harnsystem. Indem alle Gallensteine entfernt werden, kann sich das Harnsystem wieder erholen, die überschüssigen Toxine, Steine etc. ausscheiden, den Wasserhaushalt sanieren und den Blutdruck stabilisieren. Dies ist eine Voraussetzung für einen gut funktionierenden und effizienten Körper. Wahrscheinlich ist auch eine Nierenreinigung angesagt (s. *Die Nierenreinigung* in Kapitel 5).

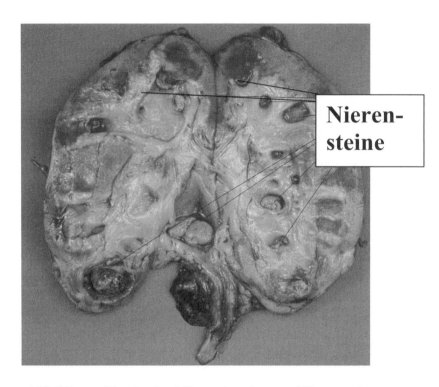

**Nieren-
steine**

Abbildung 12a: In der Niere eingebettete Nierensteine

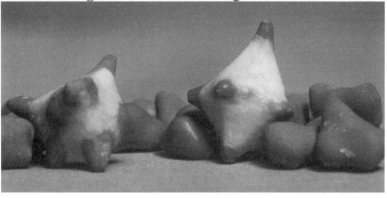

Abbildung 12b: Harnsäuresteine

Störungen des Nervensystems

Unser gesamtes Leben wird durch unsere Gefühle gelenkt. Unsere Persönlichkeit, unsere Beziehungen zu anderen Menschen, unsere Stimmungen, unsere Gelüste, unser Toleranzpegel und vieles mehr hängen vom Zustand unseres Nervensystems ab. Das schnelle Tempo unserer heutigen Welt setzt unseren Körper einer wahren Reizüberflutung aus. Das Gehirn ist das Kontrollzentrum unseres Körpers, und wird es nicht ausreichend genährt, wird unser Leben ein einziger physischer und emotionaler Schlamassel.

Gehirnzellen sind in der Lage, die chemischen Substanzen, die sie brauchen, selbst zu synthetisieren, vorausgesetzt sie erhalten dafür genügend Nährstoffe. Zwar sind durch die moderne Landwirtschaft schon die meisten Nährstoffe aus dem Boden erschöpft (s. *Nehmen Sie lebenswichtige ionische Mineralstoffe*, Kapitel 5), doch der größte Verlust entsteht wegen der schlechten Leistung des Verdauungssystems, vor allem der Leber. Durch diesen Nährstoffmangel kann das Gehirn nicht die chemischen Substanzen produzieren, die es braucht, um gut zu funktionieren.

Das Gehirn kann relativ lange mit wenig Nährstoffen auskommen, doch die Begleiterscheinungen sind schlechte Gesundheit, Müdigkeit, Energiemangel, Gemütsschwankungen, Schmerzen und allgemeines Unwohlsein. Manche Nährstoffmängel führen zu Geisteskrankheiten.

Der Zustand des Nervensystems, d.h. des Gehirns, des Rückenmarks, der Spinal- und Hirnnerven und der automatischen Funktionen, hängt von der Qualität des Blutes ab. Blut setzt sich aus Plasma, einer klaren, gelblichen Flüssigkeit und Zellen zusammen. Die Bestandteile des Plasmas sind Wasser, Plasmaproteine, Mineralsalze, Hormone, Vitamine, Nährstoffe, Schlacken, Antikörper und Gase. Es gibt drei Arten von Blutzellen: weiße und rote Blutkörperchen (*Leukozyten* und *Erythrozyten*) und Blutplättchen (*Thrombozyten*). Veränderungen im Blut schlagen sich im Nervensystem nieder.

Alle drei Blutarten werden im Rückenmark gebildet, welches seine Nährstoffe vom Verdauungssystem erhält. Da Gallensteine in der Leber die Verdauung und die Aufnahme von Nahrung behindern, erhält das Rückenmark zu wenig Nährstoffe und das Plasma wird mit Schlacken belastet. Dadurch werden die Zusammensetzung der Blutkörperchen und der Hormonhaushalt gestört und dies führt zu ungewöhnlichen Reaktionen des Nervensystems. Die meisten Störungen des Nervensystems finden ihren Ursprung in einer mangelhaften Zusammensetzung des Blutes, verursacht durch eine schlecht funktionierende Leber.

Jede der vielen Funktionen der Leber hat einen direkten Einfluss auf das Nervensystem und vor allem auf das Gehirn. Leberzellen wandeln Glykogen (komplexer Zucker) in Glukose um. Glukose ist, zusammen mit Sauerstoff und Wasser, einer der Hauptnährstoffe des Nervensystems, wobei Glukose die Energie liefert. Im Gehirn, das nur ein Fünfzigstel des Körpergewichts ausmacht, befindet sich ein Fünftel der gesamten Blutmenge des Körpers. Das Gehirn verbraucht erhebliche Mengen an Glukose. Gallensteine in der Leber behindern die Glukoseversorgung des Gehirns und des restlichen Nervensystems, was die Leistung der Organe, der Sinne und des Geistes beeinträchtigt. Die Anzeichen einer beginnenden Störung sind Heißhungerattacken, vor allem auf Süßes oder Kohlenhydrathaltiges und häufige Stimmungsschwankungen oder emotionaler Stress.

Aus den vorhandenen Aminosäuren synthetisiert die Leber Plasmaproteine und die meisten Blutgerinnungsfaktoren. Diese Funktion wird durch Gallensteine immer stärker beeinträchtigt. Wenn die Produktion von Gerinnungsfaktoren sich verlangsamt, sinkt die Zahl der Blutplättchen und es kann zu spontanen Kapillarblutungen oder **Bluterkrankheiten** kommen. Entsteht die Blutung im Gehirn, kann dies zu Gehirnschäden, Lähmung oder zum Tode führen. Die Stärke der Blutung wird durch Bluthochdruck und starken Alkoholkonsum noch erhöht. Die Zahl der Blutplättchen sinkt auch, wenn Gallensteine die Blutversorgung der Leberzellen hemmen und die Leber dadurch nicht mehr in der Lage ist, genügend neue Zellen zu produzieren, um alte oder geschädigte Zellen zu ersetzen.

Vitamin K ist ebenfalls unentbehrlich bei der Synthese von Gerinnungsfaktoren. Dieses fettlösliche Vitamin wird in der Leber gespeichert und mit Hilfe von Gallensalzen im Darm resorbiert. Wenn der Gallenfluss durch Gallensteine in der Leber und in der Gallenblase behindert wird, entsteht ein Mangel an Vitamin K und die Fettverdauung wird beeinträchtigt.

Wie vorangehend erörtert, führen Gallensteine in der Leber zu Herz-Kreislauf-Problemen. Wenn das Blut sich verändert und zähflüssig wird, verhärten sich die Blutgefäße und werden geschädigt. Bildet sich in einer geschädigten Arterie ein Blutgerinnsel, kann sich ein Stückchen davon (Embolus) lösen, in eine kleine, entfernte Arterie wandern und diese verschließen. Die Folgen sind **Ischämie, Herzinfarkt** oder **Schlaganfall.**

Jede Störung des Herzkreislaufs hat einen Einfluss auf das Gehirn und den Rest des Nervensystems. Fehlfunktionen der Leber beeinflussen vor allem die *Astrozyten*, welche das Hauptgewebe des zentralen Nervensystems bilden. Sind diese betroffen, folgen Apathie, Desorientiertheit, Delirium, Muskelstarre und Koma. Durch den Darm resorbierte stickstoffhaltige Schlacken, die normalerweise durch die Leber entgiftet werden, gelangen über die Blutbahn ins Gehirn. Erreicht dort eine Schlacke wie z.B. Ammoniak überhöhte Konzentrationen, verändern sich die Blutgefäße im Gehirn und die Blut-Hirn-Schranke wird durchlässig. Dadurch gelangen verschiedenste Gifte ins Gehirn und verursachen weitere Schäden. Wenn die Neuronen im Gehirn nicht genügend Nährstoffe erhalten, verkümmern sie. Die Folgen sind **Demenz** oder die **Alzheimer-Krankheit**. Sind die Neuronen, die das Gehirnhormon *Dopamin* produzieren unterernährt, folgt das **Parkinson-Syndrom. Multiple Sklerose (MS)** bricht aus, wenn die *Myelin-* (eine fetthaltige Ummantelung der meisten Nervenfasern) produzierenden Zellen unterernährt sind. Die Myelinschicht schwindet und die Nervenfasern werden geschädigt.

Die Leber kontrolliert die Verdauung, die Resorption und den Stoffwechsel der Fettstoffe im Körper. Gallensteine behindern den Fettstoffwechsel und beeinflussen die Cholesterinwerte im Blut. *Cholesterin* ist ein wesentlicher Baustein aller unserer Körperzellen und wird in jedem Stoffwechselverlauf gebraucht. Unser Gehirn besteht aus mehr als 10% Cholesterin (i.d. Trockenmasse). Cholesterin ist wichtig für die Gehirnentwicklung und die Gehirnfunktion. Es schützt Nerven vor Schäden oder Verletzungen.

Ein Ungleichgewicht der Blutfette kann das Nervensystem zutiefst beeinträchtigen und fast jede Art von Krankheit im Körper hervorrufen. Gallensteine aus der Leber und der Gallenblase zu entfernen, erhöht die Nährstoffversorgung aller Zellen, verjüngt das Nervensystem und verbessert alle Körperfunktionen.

Erkrankungen der Knochen

Das Knochengewebe ist das härteste Gewebe im Körper, und doch ist es sehr lebendig. Menschenknochen bestehen zu 20% aus Wasser, zu 30-40% aus organischen Anteilen, wie lebenden Zellen und zu 40-50% aus anorganischen Anteilen, wie Kalzium. Im Knochengewebe gibt es viele Blut- und Lymphgefäße sowie Nerven. Die für ein ausgeglichenes Knochenwachstum verantwortlichen Zellen sind die *Osteoblasten* und die *Osteoklasten.* Die Osteoblasten sind die knochenproduzierenden Zellen und die Osteoklasten sind die knochenabbauenden Zellen - und damit für die Bewahrung der optimalen Form der Knochen verantwortlich. Eine dritte Zellgruppe, die *Chondrozyten*, bilden das Knorpelgewebe. Das rote Knochenmark, welches die roten und weißen Blutkörperchen produziert, befindet sich in der inneren, weniger dichten Schicht des Knochens, auch *Spongiosa* genannt.

Die meisten Knochenkrankheiten entstehen, wenn die Knochenzellen nicht mehr ausreichend ernährt werden. Gallensteine in der Leber führen immer zu Lymphstaus im Darmtrakt und folglich in anderen Körperbereichen (s. *Störungen des Herz-Kreislaufsystems*). Ein ständiges Gleichgewicht zwischen Osteoblasten und Osteoklasten ist eine Voraussetzung für gesunde Knochen. Dieses empfindliche Gleichgewicht wird gestört, indem eine unzureichende Nährstoffversorgung die Bildung von neuem Knochengewebe durch die *Osteoblasten* einschränkt. **Osteoporose** entsteht durch Verminderung der Knochenmasse, da das Wachstum von neuer Knochensubstanz nicht mit dem Abbau der alten Substanz mithalten kann. Die *Spongiosa* ist normalerweise im Gegensatz zur *Kompakta*, zur dichten Außenschicht des Knochens, an erster Stelle betroffen.

In der generalisierten Osteoporose wird zusätzliches Kalzium durch den Abbau von Knochengewebe gewonnen, was zu erhöhten Kalziumwerten in Blut und Urin führt. Dies kann die Bildung von Nierensteinen begünstigen und schließlich Nierenversagen verursachen. Gallensteine in der Leber verringern die Gallenproduktion. Galle ist aber für die Kalziumresorption durch den Dünndarm unverzichtbar. Selbst wenn viel Kalzium durch die Nahrung oder Zusatzmittel zur Verfügung stünde, wäre dieses Kalzium aufgrund des Gallenmangels für den Aufbau von Knochen und für andere wichtige Stoffwechselaktivitäten nutzlos. Hinzu kommt, dass durch die Gallensteine die Konzentration an schädlichen Säuren im Blut steigt. Einige dieser Säuren werden durch Kalzium aus den Knochen und den Zähnen neutralisiert, doch schließlich sind auch diese Reserven erschöpft. Die Folge ist Knochenschwund, der zu Knochen- und Hüftbrüchen und sogar zum Tode führen kann. Die Tatsache, dass über die Hälfte aller Frauen über 50 schon unter Osteoporose leiden (dies aber nur in den industrialisierten Ländern), ist ein klares Zeichen dafür, dass die heutzutage empfohlene Einnahme von Hormonen oder Kalziumzusätzen nichts bringt und dass die eigentliche Ursache in der Leber und in der Gallenblase weit verfehlt wird.

Rachitis und **Osteomalazie** sind Krankheiten, welche die Mineralisation der Knochen stören. In beiden Fällen werden die Knochen weich, vor allem in den unteren Extremitäten, und wölben sich unter dem Körpergewicht. Das fettlösliche Vitamin D, *Calciferol,* ist für den harmonischen Stoffwechsel von Kalzium und Phosphor und daher auch für eine gesunde Knochenstruktur unverzichtbar. Mangelnde Gallenproduktion und Störungen im Cholesterinstoffwechsel, beides durch Gallensteine in der Leber verursacht, führen zu Vitamin-D-Mangel. Zu wenig ultraviolettes Licht verschlimmert die Situation noch.

Knochenentzündungen, oder **Osteomyelitis**, entstehen durch einen langwierigen Lymphstau im Körper, vor allem in oder um das Knochengewebe herum. Folglich können Keime in der Blutbahn un-gehindert in die Knochen gelangen. Die Keime können von einem Gallenstein, einem Zahnabszess oder einem Geschwür stammen.

Bösartige Knochentumoren können entstehen, wenn der Lymphstau im Körper und vor allem in den Knochen extreme Ausmaße angenommen hat. Das Immunsystem ist geschwächt und bösartige Tumorpartikel aus den Brüsten, den Lungen oder der Prostata wandern in die Knochenschicht, die am besten mit Blut versorgt ist, d.h. in die Kompakta. Knochenkrebs und alle anderen Knochenkrankheiten sind Zeichen einer Unterernährung des Knochengewebes. Sie sind meistens therapieresistent, bis alle Gallensteine aus der Leber entfernt und auch alle anderen Entsorgungssysteme von Verstopfungen befreit wurden.

Erkrankungen der Gelenke

Es gibt drei Arten von Gelenken in unserem Körper: die *fibrösen* oder starren Gelenke, die *knorpeligen* oder leicht beweglichen Gelenke und die *synovialen* oder freien („echten") Gelenke. Die für Krankheiten anfälligsten Gelenke sind die der Hände, Füße, Knie, Schultern, Ellbogen und Hüften. Die gängigsten Krankheiten sind **rheumatoide Arthritis, Osteoarthritis** und **Gicht.**

Die meisten Menschen mit rheumatoider Arthritis haben eine lange Geschichte von Darmleiden: **Blähungen, Flatulenz, Sodbrennen, Verstopfung, Diarrhö, kalte und geschwollene Hände und Füße, verstärkte Schweißbildung, allgemeine Müdigkeit, Gewichtsverlust, Appetitmangel etc.** Es ist daher berechtigt zu schlussfolgern, dass zwischen rheumatoider Arthritis und diesen oder ähnlichen Symptomen von schweren Darm- und Stoffwechselstörungen ein Zusammenhang besteht. Ich selber habe unter all den oben aufgeführten Symptomen gelitten, als ich in meiner Kindheit von Anfällen juveniler rheumatoider Arthritis heimgesucht wurde.

Der Magen-Darm-Trakt ist fortwährend einer großen Anzahl an Viren, Bakterien und Parasiten ausgesetzt. Zusätzlich zu den vielen Antigenen (körperfremde Substanzen) aus der Nahrung, hat das Verdauungssystem auch noch die heutzutage so oft in den Nahrungsmitteln enthaltenen Insektizide, Pestizide, Hormone, Antibiotikarückstände, Konservierungs- und Farbstoffe zu verstoffwechseln. Andere möglichen Antigene sind Blütenpollen, Pflanzen, pflanzliche Antikörper, Pilze, Bakterien und einige großmolekulare Medikamente wie Penizillin. Es ist die Aufgabe des Immunsystems, das zum größten Teil in der Darmwand angesiedelt ist, uns vor all diesen möglicherweise schädlichen Eindringlingen und Substanzen zu schützen. Um diese Aufgabe täglich ausführen zu können, müssen das Verdauungs- und das Lymphsystem frei von Verstopfungen bleiben und effizient funktionieren. Gallensteine in der Leber stören den Verdauungsprozess ernsthaft und führen, wie oben erwähnt, zu einer Überbelastung an Giften im Blut und in der Lymphe (s. *Störungen des Herz-Kreislaufs*).

Arthritis wird als eine Autoimmunkrankheit der Synovialmembran betrachtet. Autoimmunität ist ein Zustand, in dem das Immunsystem eine Immunität gegen seine eigenen Zellen entwickelt und entsteht, wenn sich Antigen-Antikörper-Komplexe (*rheumatoide Faktoren*) bilden und im Blut anwesend sind. Kommen die B-Lymphozyten (Immunzellen) in der Darmwand mit diesen Antigenen in Kontakt, werden sie stimuliert und produzieren Antikörper (*Immunglobuline*). Die Immunzellen durchwandern den Körper im Blut und einige setzen sich in den Lymphknoten, in der Milz, in der Schleimhaut der Speicheldrüsen, im lymphatischen System der Bronchien, der Vagina oder des Uterus, in den Milchdrüsen der Brust und im Kapselgewebe der Gelenke fest.

Wird der Körper wiederholt den gleichen toxischen Antigenen ausgesetzt, wird sich die Antikörperproduktion dramatisch erhöhen, vor allem in den Körperteilen, wo die Immunzellen wegen einer vorrangehenden Begegnung mit den Eindringlingen schon vorhanden sind. Bei diesen schädlichen Antigenen kann es sich z.B. um Proteinpartikel von verwesender tierischer Nahrung handeln. In solch einem Fall kann sich eine starke bakterielle Aktivität ergeben. Durch die erneute Begegnung mit den Antigenen erhöht sich die Anzahl der Antigen-Antikörper-Komplexe im Blut und das empfindliche Gleichgewicht zwischen Immunreaktion und Immunsuppression wird gestört. Autoimmunkrankheiten, ein Zeichen für extrem hohe Konzentrationen an Giftstoffen im Blut, sind die direkte Folge eines solchen Ungleichgewichts. Ist die Antikörperproduktion im Synovialgewebe fortwährend erhöht, werden die Entzündungen chronisch und führen zu Verformungen, Schmerzen und Funktionsverlust. Diese Überbelastung des Immunsystems führt zur *Selbstzerstörung* des Körpers. Findet diese Art der Selbstzerstörung im Nervengewebe statt, wird es MS genannt; findet es in Organen statt, wird es Krebs genannt. Dabei ist diese Selbstzerstörung im Grunde genommen ein letzter Versuch der Selbstbewahrung. Der Körper greift sich nur selbst an, wenn die Toxizität mehr Schaden anrichtet als die Autoimmunreaktion. Gallensteine in der Leber sind die Hauptursache für Toxizität. Sie können die Fähigkeit des Körpers, sich selbst zu nähren und zu reinigen zum Erliegen bringen.

Osteoarthritis ist eine degenerative nicht-entzündliche Krankheit. Sie tritt auf, wenn die Erneuerung des *Gelenkknorpels* (eine glatte, starke Umhüllung von Knochen, die mit anderen Knochen in Kontakt kommen) nicht mit dessen Abnutzung mithalten kann. Der Knorpel wird mit der Zeit dünner, schlussendlich kommen die Knochenflächen in Kontakt und beginnen zu entarten. Dieser Art von Wunde können außergewöhnliche Knochenreparaturen (Deformität) oder chronische Entzündungen folgen. Die Krankheit wird ebenfalls durch langjährige Verdauungsstörungen verursacht. Da weniger Nährstoffe resorbiert und zur Gewebebildung zur Verfügung stehen, wird es zunehmend schwieriger, gesundes Knochen- und Knorpelgewebe aufrechtzuerhalten. Gallensteine in der Leber behindern den Verdauungsprozess und spielen daher eine wichtige Rolle in der Entwicklung von Osteoarthritis.

Gicht, eine weitere Gelenkkrankheit, die direkt von einer geschwächten Leberfunktion verursacht wird, entsteht durch *Harnsäurekristalle* in den Gelenken und in den Sehnen. Gicht ist bei manchen Menschen die Folge von ungewöhnlich hohen *Harnsäurewerten* im Blut. Wenn Gallensteine in der Leber beginnen, den Blutkreislauf in den Nieren zu beeinträchtigen (s. *Störungen des Harn-Systems*), wird nicht mehr genügend Harnsäure ausgeschieden. Dadurch wird die Zellschädigung und -zerstörung in der Leber und in den Nieren, wie in anderen Körperbereichen, noch verschlimmert.

Harnsäure ist ein Abfallprodukt des Zellkernabbaus und wird bei zunehmender Zellzerstörung im Übermaß produziert. Zigaretten, regelmäßiger Alkoholgenuss, Aufputschmittel, etc. verursachen extreme Zellzerstörung und setzen große Mengen an degeneriertem Zelleiweiß in den Blutfluss frei. Zusätzlich steigt die Harnsäureproduktion bei erhöhtem Konsum von eiweißreichen Nahrungsmitteln wie Fleisch, Fisch, Eiern, Käse, etc.[3] stark an.

All die soeben erwähnten Nahrungsmittel und Substanzen haben übrigens auch Gallensteine in der Leber und in der Gallenblase gebildet. Es kann sein, dass eine Person mehrere akute Arthritisanfälle erleidet, bevor der Schaden an den Gelenken deren Mobilität vermindert und die Gicht chronisch wird.

Störungen der Geschlechtsorgane

Weibliche wie männliche Geschlechtsorgane sind in großem Maße von einer gut funktionierenden Leber abhängig. Gallensteine in der Leber behindern das Fließen der Galle in den Gallengängen, was wiederum die Verdauung stört und die Struktur der Leberläppchen verändert. Dadurch wird die Leberproduktion vom *Serumeiweiß Albumin* gedrosselt. Albumin ist das am meisten verbreitete und in größten Mengen vorhandene Blutprotein und ist dafür verantwortlich, den normalen *osmotischen Druck* von 25mmHg im Plasma, und die für die Blutgerinnung wesentlichen *Gerinnungsfaktoren* aufrechtzuerhalten. Unzureichender osmotischer Druck unterbindet die Nährstoffzufuhr der Zellen, auch in den Geschlechtsorganen. Dies kann zu einer reduzierten Lymphdrainage, Wasseransammlungen und Ödemen führen, wie auch zu Schlackenansammlungen und zu stufenweise eintretenden Störungen der Sexualfunktion.

Die Mehrzahl der Erkrankungen der Geschlechtsorgane wird durch eine schlechte Lymphdrainage verursacht. Der Milchbrustgang (s. *Störungen des Herz-Kreislaufsystems*) leitet die Lymphe von allen Organen des Verdauungssystems, einschließlich der Leber, der Milz, des Pankreas, des Magens und des Darms ab. Dieser breite Gang

---

[3] Siehe auch „Die Nierenreinigung" im Buch *Timeless Secrets of Health and Rejuvenation* vom Autor.

verstopft oft sehr stark, wenn Gallensteine in der Leber die Verdauung und die Resorption von Nahrung stören. Es ist offensichtlich, jedoch fast überhaupt nicht anerkannt, dass eine Verstopfung im Milchbrustgang die Geschlechtsorgane beeinflusst; diese müssen ja auch ihre lymphatischen Stoffwechselendprodukte in den Milchbrustgang abfließen lassen.

Eine schlechte Lymphdrainage des weiblichen Beckenbereiches führt zu **unterdrückter Immunität, Menstruationsbeschwerden, PMT, Wechseljahrbeschwerden, Beckenentzündungen (PID), Cervisitis, allen Erkrankungen des Uterus, Vulva-Dystrophien mit Bindegewebswucherung, Ovarialzysten und -tumoren, Zellzerstörung, Hormonmangel, geringer Libido, Infertilität und genetischen, zu Krebs führenden Zellmutationen.** Ein verstopfter Milchbrustgang kann auch zu einem Lymphstau in der linken Brust führen und dort durch Ansammlung giftiger Stoffe Entzündungen, Knoten und sogar Tumoren verursachen. Ist der rechte Milchbrustgang verstopft, der die Lymphe aus der rechten Seite des Brustkorbs, des Kopfes, des Nackens und aus dem rechten Arm ableitet, werden Toxine in der rechten Brust angesammelt und führen dort zu ähnlichen Problemen.

Eine kontinuierlich eingeschränkte Lymphdrainage aus dem männlichen Beckenbereich verursacht gut- und bösartige Prostatavergrößerungen und Entzündungen der Hoden, des Penis und der Harnröhre. Impotenz ist eine wahrscheinliche Folge dieser Entwicklung. Die immer größere Anzahl von Gallensteinen in der Leber, eine häufige Erscheinung in den Wohlstandsgesellschaften bei Männern in der zweiten Lebenshälfte, ist eine der Hauptursachen für Lymphblockaden in diesem wichtigen Körperbereich. Geschlechtskrankheiten treten auf, wenn die betroffene Stelle, bedingt durch eine Lymphblockade, einer hohen Konzentration an Toxinen ausgesetzt wird und dadurch zur Angriffsfläche für Keime bzw. für Entzündungen wird. Die Unfähigkeit des lymphatischen Systems, eindringende Organismen abzuwehren, ist die Ursache der meisten Fortpflanzungs- und Sexualstörungen.

Werden die Gallensteine entfernt und wird auf eine gesunde Ernährung und Lebensweise geachtet, kann der Lymphfluss sich wieder normalisieren. Die Geschlechtsorgane erhalten vermehrt Nährstoffe und werden belastbarer. Entzündungen verschwinden; Zysten, fibröse Gewebswucherungen und Tumoren werden abgebaut und entfernt; die Sexualfunktion wird wieder hergestellt.

Störungen der Haut

Fast alle Hauterkrankungen wie **Ekzeme, Akne** und **Psoriasis** haben eines gemeinsam: Gallensteine in der Leber. Fast alle Personen mit einer Hauterkrankung haben insbesondere auch Darmprobleme und unsauberes Blut. Diese werden vor allem durch Gallensteine und deren negativen Einfluss auf den gesamten Körper herbeigeführt. Gallensteine tragen zu vielen Problemen im Körper bei, vor allem im Verdauungs-, Herz-Kreislauf- und Harnsystem. In einem Versuch, die Stoffe auszuscheiden, welche Dickdarm, Nieren, Lungen, Leber und lymphatisches System nicht in der Lage waren zu entfernen oder zu entgiften, wird die Haut mit sauren Schlacken überflutet und überlastet. Die Haut ist zwar das größte Ausscheidungsorgan des Körpers, doch irgendwann wird es dieser Säurenflut nicht standhalten können. Die Giftstoffe werden erst im Bindegewebe unter der Haut gespeichert. Hat dieser „Giftspeicher" den Sättigungspunkt erreicht, beginnt die Haut Fehlfunktionen aufzuweisen.

Unmengen an schädlichen Stoffen, Zelltrümmer, Keime aus diversen Quellen, wie z.B. Gallensteine, und verschiedene Antigene aus schlecht verdauter Nahrung verstopfen das lymphatische System und verhindern eine angemessene Lymphdrainage aus den verschiedenen Hautschichten. Die Toxine und das verfaulende Eiweiß aus geschädigten oder zerstörten Zellen ziehen Keime an und werden zu einem ständigen Irritations- und Entzündungsfaktor für die Haut. Die Hautzellen werden nicht mehr richtig ernährt, was den normalen Rhythmus der Zellerneuerung (ca. 30 Tage) verlangsamt und zu schweren Schäden der Hautnerven führen kann.

Leiden die Talgdrüsen, die ihr Sekret, das *Sebum*, in die Haarfollikel freisetzen, an einem Nährstoffmangel, wird der Haarwuchs gestört, und es kann vor allem auf der Kopfhaut zu **Haarausfall** kommen. Kommt es zu einem *Melaninmangel*, **wird das Haar grau.**

Sebummangel kann auch die gesunde Haarstruktur verändern und das Haar matt und unansehnlich erscheinen lassen. Auf der Haut wirkt das Sebum als bakterizides und fungizides Mittel, und verhindert Keiminvasionen. Es bewahrt auch die Haut vor Austrocknung und Rissen, vor allem, wenn sie Sonnenstrahlen und heißer, trockener Luft ausgesetzt wird.

Eine genetisch bedingte Neigung zu Haarausfall oder jeder anderen Hautstörung ist *keine* Hauptursache, wie oft angenommen wird. Eine gesunde Hautfunktion wird erreicht und der Haarwuchs, vor allem bei Frauen, wird wieder normal, wenn alle Gallensteine entfernt worden sind und Dickdarm, Nieren und Blase sauber gehalten werden (Näheres über Darmspülungen und Nierenreinigungen finden Sie in meinem Buch *Timeless Secrets of Health and Rejuvenation*).

Schlussfolgerung

Gallensteine sind eine der Hauptursachen von Krankheiten im Körper. Sie behindern die Funktion des kompliziertesten, vielseitigsten und einflussreichsten Körperorgans - der Leber. Es gab noch nie eine künstliche Leber, weil sie so kompliziert ist. Sie steht, nach dem Gehirn, an zweiter Stelle der komplexen Organe und lenkt die höchst komplizierten Abläufe der Verdauung und des Stoffwechsels mit überlegenem Geschick, wodurch sie das Leben und die Gesundheit jeder Körperzelle beeinflusst. Werden der Leber die Hindernisse aus dem Weg geräumt, die sie an der guten und effizienten Ausführung ihrer Arbeit hindern, kann der Körper wieder einen Zustand von langanhaltendem Gleichgewicht und Vitalität erreichen.

Kapitel 2

Wie erkenne ich, dass ich Gallensteine habe?

Im Laufe meiner Untersuchungen mit Tausenden von Patienten, die unter allen möglichen, auch unter tödlichen Krankheiten litten, fand ich heraus, dass jeder von ihnen eine große Anzahl von Gallensteinen in der Leber und oft auch in der Gallenblase hatte. Indem sie diese Steine durch Leberreinigungen entfernten und einfache, gesundheitsfördernde Gewohnheiten annahmen, haben meine Patienten sich von Krankheiten erholt, die bis dahin auf keine konventionellen und alternativen Heilmethoden angesprochen hatten.

Im Folgenden finden Sie eine Beschreibung der gängigsten Anzeichen von Gallensteinen in der Leber und in der Gallenblase. Sollten Sie einige dieser Merkmale bei sich selbst bemerken, wird Ihnen eine Leberreinigung höchstwahrscheinlich sehr gut tun. Diese Merkmale haben sich in meiner Praxis als sehr präzise erwiesen. Sind Sie sich nicht sicher, ob Sie Steine haben oder nicht, kann eine Leberreinigung so oder so zu besserer Gesundheit beitragen. Ein altes Sprichwort besagt: „Nur im Tun wird sich die Wahrheit zeigen". Der einzige Weg herauszufinden, ob Sie Gallensteine haben, ist eine Leberreinigung durchzuführen. Sie werden sehen, dass durch das Entfernen der Steine Ihre Krankheitssymptome langsam verschwinden und Sie wieder gesund werden.

Anzeichen und Merkmale

Die Haut

Die Hauptfunktion der Haut ist es, unseren Körper den sich ständig ändernden Umweltbedingungen anzupassen, wie z.B. der Temperatur, der Feuchtigkeit, der Trockenheit, dem Licht, etc. Sie dient auch dem Schutz gegen Verletzungen, Keimen, usw. Neben diesen *äußeren* Umständen, registriert die Haut auch *innere* Veränderungen im Körper und reagiert darauf. Sie spiegelt den Zustand der Organe und der Körperflüssigkeiten, wie Blut und Lymphe wider. Jede langwierige Fehlfunktion im Körper wird sich unausweichlich auf der Haut zeigen, sei es als Flecken, Verfärbungen oder Veränderungen wie Trockenheit oder Fettigkeit, Falten, usw. Fast alle Hautprobleme haben ihren Ursprung in einer Störung der Leber. Gallensteine führen zu Herz-Kreislauf-Störungen, die die Nährstoffzufuhr der Haut verringern und dadurch eine gesunde Entwicklung der Hautzellen verhindern.

⇒ **Schwarze Flecken und kleine oder große braune Stellen,** die einen Farbton wie Sommersprossen oder Leberflecken haben. Sie befinden sich auf der linken oder rechten Seite der Stirn, zwischen den Augenbrauen oder unter den Augen. Sie können auch über der rechten Schulter oder zwischen den Schulterblättern auftreten. Am meisten fallen die sogenannten *Altersflecke* auf den Handrücken und Vorderarmen bei Personen in der Lebensmitte oder bei älteren Leuten auf. Wenn Gallensteine, die aus der Gallenblase entweichen, im Dickdarm stecken bleiben, können solche Flecke auch am Verbindungspunkt zwischen Daumen und Zeigefinger erscheinen. Die Altersflecke verblassen meist, nachdem die Mehrzahl der Steine aus der Leber und der Gallenblase entfernt wurden.

⇒ **Senkrechte Falten zwischen den Augenbrauen.** Es können sich dort eine bis drei tiefe Falten bilden. Diese Falten sind *nicht* Teil des natürlichen Alterungsprozesses, sondern Anzeichen einer Ansammlung von Gallensteinen in der Leber. Sie deuten auf eine vergrößerte und verhärtete Leber hin. Je tiefer und länger die Falten, umso fortgeschrittener ist der Verfall der Leber. Eine Falte nahe der rechten Augenbraue deutet auf eine verstopfte Milz hin. Darüber hinaus entsprechen diese Falten einem großen Maß an unterdrückter Frustration und Wut. Wut entsteht, wenn Gallensteine den Gallen-fluss behindern. Ein reizbares Gemüt hält Toxine fest - Toxine, die die Leber über die Galle zu entsorgen versucht. Umgekehrt kann Wut zur Gallensteinbildung führen. Erscheinen weiße oder gelbe Flecken nahe den Falten, könnte es sein, dass sich eine Zyste oder ein Tumor in der Leber entwickelt. **Pusteln oder Haarwuchs** zwischen den

Augenbrauen - mit oder ohne Falten - zeigen an, dass die Leber, die Gallenblase und die Milz angeschlagen sind.

⇒ **Waagerechte Falten auf der Nasenbrücke** weisen auf eine durch Gallensteine verursachte Störung des Pankreas hin. Ist die Falte sehr tief und ausgeprägt, besteht Verdacht auf **Pankreatitis** oder **Diabetes**.

⇒ **Grüne oder dunkle Flecken an den Schläfen** sind Anzeichen einer Unterfunktion der Leber, der Gallenblase, des Pankreas und der Milz, bedingt durch Ansammlungen von Gallensteinen in der Leber und in der Gallenblase. Grüne oder blaue Verfärbungen auf beiden Seiten der Nasenbrücke deuten auf eine Fehlfunktion der Milz hin. Eine waagerechte Falte quer über die Nasenbrücke zeigt eine Pankreasschwäche an.

⇒ **Fettige Haut auf der Stirn** ist ein Anzeichen einer schlechten Leberfunktion. Das gleiche gilt für übermäßiges **Schwitzen** in diesem Bereich. Eine **gelbliche Verfärbung der Gesichtshaut** deutet auf Störungen der Gallenfunktion der Leber und der Gallenblase und auf eine Schwäche des Pankreas, der Nieren und der Ausscheidungsorgane hin.

⇒ **Haarausfall auf der Kopfmitte** ist ein Zeichen, dass die Leber, das Herz, der Dünndarm, das Pankreas und die Geschlechtsorgane belastet sind. Es gibt eine Tendenz zu Herzkrankheiten, chronischen Verdauungsproblemen und Bildung von Zysten und Tumoren. Verfrühtes Grauwerden deutet auf eine Unterfunktion der Leber und der Gallenblase hin.

Die Nase

⇒ **Eine Verhärtung und Verdickung der Nasenspitze** ist ein Anzeichen einer chronischen Leberschwäche, die zur Verhärtung der Arterien und zu einer Ansammlung von Fett um Herz, Leber, Milz, Nieren und Prostata führt. Ist die Vergrößerung sehr ausgeprägt und zeigen sich Blutäderchen, drohen ein Herzinfarkt oder ein Schlaganfall.

⇒ **Die Nase ist immer rot.** Dieser Zustand weist auf eine Herzanomalie hin, mit einer Tendenz zu hohem Blutdruck (Hypertonie).

Eine lilafarbene Nase deutet auf niedrigen Blutdruck. Beide Merkmale werden durch Störungen der Leber- und der Nierenfunktion verursacht.

⇒ **Eine Einkerbung auf der Nasenspitze** ist ein Zeichen von unregelmäßigem Herzschlag und Herzgeräuschen. Ist eine Seite der Nase größer als die andere, zeigt dies eine Vergrößerung dieser Seite des Herzens an. **Arrhythmie** und **Panikattacken** sind mögliche Begleiterscheinungen. Es können schwere, durch Obstipation, Kolitis, Magengeschwüre usw. verursachte Lymphstaus vorhanden sein. Eine große Menge an Gallensteinen, die die Blutzufuhr der Leberzellen blockieren, beeinträchtigt die Leberfunktion. Die Gallensekretion ist ungenügend (Wohl bemerkt: Ich habe selber solche Einkerbungen nach einer Leberreinigung verschwinden sehen.)

⇒ **Die Nase ist nach links gebogen.** Wenn sie nicht durch einen Unfall verursacht ist, zeigt diese Asymmetrie der Nase eine Unterfunktion der Organe der rechten Körperseite, wie Leber, Gallenblase, die rechte Niere, den aufsteigenden Dickdarm, der rechte Eierstock oder die rechte Hode, und die rechte Hälfte des Gehirns. Die Hauptursache hierfür ist eine Ansammlung von Gallensteinen in der Leber und in der Gallenblase (sind alle Steine entfernt, wird sich die Nase wieder zentrieren).

Die Augen

⇒ **Die Haut unter den Augen ist gelblich.** Dies ist ein Anzeichen einer Überfunktion der Leber und der Gallenblase. Ist die Haut dort **dunkel** oder gar **schwarz**, sind die Nieren, die Blase und die Geschlechtsorgane durch jahrelange Störungen des Verdauungssystems überlastet. Ist die Haut **gräulich und blass,** sind die Nieren und manchmal die Lungen durch eine ungenügende Lymphdrainage dieser Organe gestört. Es kann auch eine Störung des endokrinen Systems vorliegen.

⇒ **Mit Wasser gefüllte Augensäcke unter dem unteren Augenlid** entstehen durch Verstopfungen in den Verdauungs- und Ausscheidungsorganen, welche die Lymphdrainage des Kopfbereichs beeinträchtigen. Sind diese Augensäcke chronisch und fetthaltig, sind sie ein Anzeichen von Entzündungen, Zysten und vielleicht Tumoren in der Blase, den Eierstöcken, den Eileitern, dem Uterus und der Prostata.

⇒ **Eine weiße Wolke bedeckt die Pupille.** Die Wolke besteht vor allem aus Schleim und degenerierten Eiweißpartikeln. Sie weist auf einen durch langjährige Leber- und Verdauungsprobleme verursachten Katarrakt hin.

⇒ **Ständige Röte im Weißen des Auges** wird durch hervortretende Kapillare verursacht, was auf Störungen des Kreislaufs und der Atemwege hindeutet. **Weiße/gelbe Schleimflecke** im Weißen des Auges zeigen, dass sich im Körper ungewöhnlich viel Fett angesammelt hat, weil die Leber und die Gallenblase große Mengen an Gallensteine enthalten. Dieser Zustand begünstigt die Bildung von Zysten sowie gut- und bösartigen Tumoren.

⇒ **Eine dicke weiße Linie bedeckt den Außenbereich der Iris, vor allem den unteren Bereich.** Dies deutet auf eine große Menge Cholesterin im Blutkreislauf und auf eine schwere Verstopfung und Fettansammlung im lymphatischen System hin. [Wenn Sie den Zusammenhang zwischen den Augen und der Iris mit den verschiedenen Körperteilen verstehen wollen, empfehle ich Ihnen das Studium der Iris- bzw. der Augendiagnostik.]

⇒ **Die Augen haben ihren natürlichen Glanz verloren.** Dies ist ein Zeichen dafür, dass die Leber und die Nieren verstopft und nicht mehr in der Lage sind, das Blut zu filtern. „Unsauberes" Blut, mit Toxinen oder Schlacken belastet, ist zähflüssiger als sauberes Blut. Das verdickte Blut verlangsamt den Kreislauf und vermindert die Sauer- und Nährstoffversorgung der Zellen und Organe, so auch der Augen. Hält dieser Zustand an, altern die Zellen oder sterben ab. Die Augen- und Gehirnzellen sind besonders betroffen, da das Blut gegen die Schwerkraft fließen muss, um sie zu erreichen. Die meisten Probleme mit der Sehkraft sind die direkte oder indirekte Folge einer verminderten Blutreinigungsfähigkeit der Leber und der Nieren. Saubereres, nährstoffreiches Blut von einer gesunden, effizienten Leber fließt problemlos und nährt das Augengewebe, was bei den meisten Augenerkrankungen Linderung verschafft.

Zunge, Mund, Lippen und Zähne

⇒ **Die Zunge ist gelb/weiß belegt, vor allem im hinteren Bereich.** Dies deutet auf eine Störung der Gallensekretion, der Hauptursache von Verdauungsproblemen hin. Toxische Reste von unverdauter und fermentierender oder verwesender Nahrung verweilen im Darmtrakt. Dadurch wird der Lymphfluss im Milchbrustgang blockiert, und die Toxine und die Keime im Hals und im Mund können nicht abtransportiert werden

⇒ **Zahnabdrücke an den Seiten der Zunge, oft von weißem Schleim begleitet** sind ein Zeichen schlechter Verdauung und einer ungenügenden Nährstoffaufnahme durch den Dünndarm.

⇒ **Pusteln auf der Zunge** deuten auf eine schlechte Verdauung und auf fermentierende und verwesende Nahrung im Dick- und Dünndarm hin.

⇒ **Risse auf der Zunge** sind ein Zeichen langjähriger Dickdarmprobleme. Die Nahrung wird nicht genügend mit Galle vermischt, dadurch können die toxischen Säuren die Dickdarmwände angreifen und verletzen.

⇒ **Wiederholte Schleimabsonderung im Hals und im Mund.** Galle kann in den Magen zurückfließen, wo sie die Schutzschicht reizt und sie so zu übermäßiger Schleimproduktion anregt. Galle und Schleim können in den Mund gelangen. Dadurch kann ein schlechter (bitterer) Geschmack entstehen und zu häufigem Räuspern oder auch Husten führen. Schleimabsonderungen ohne bitteren Geschmack entstehen, wenn Nahrung nicht genug verdaut wurde und sich Toxine gebildet haben. Der Schleim bindet und neutralisiert einige dieser Toxine, doch als Nebeneffekt führt er selbst zu Verstopfungen.

⇒ **Atemgeruch und häufiges Aufstoßen** deuten auf unverdaute, fermentierende oder verwesende Nahrung im Magen-Darm-Trakt hin. Die Bakterien, die sich von diesen Abfallprodukten ernähren, produzieren Gase, die manchmal sehr toxisch sein können und die den schlechten Geruch im Mund verursachen.

⇒ **Krustenbildung in den Mundwinkeln** deutet auf Duodenumgeschwüre hin, die durch Rückfluss von Galle in den Magen oder durch andere bereits besprochene Umstände verursacht werden.

Geschwüre im Mund oder auf der Zunge weisen auf Entzündungen oder Geschwüre in den entsprechenden Bereichen des Magen-Darm-Traktes hin. So entspricht ein Geschwür am Rand der unteren Lippe einem Geschwür im Dickdarm. Herpes-Bläschen auf der Lippe entsprechen schwereren Entzündungen und Geschwüren der Darmwand.

⇒ **Dunkle Punkte oder Flecke auf den Lippen** entstehen, wenn Stauungen in der Leber, der Gallenblase und den Nieren zu verlangsamtem und stagnierendem Blut- und Lymphfluss im Körper geführt haben. Die Blutkapillare können stark verengt sein. Eine rötliche (dunkle) oder lila Färbung der Lippen deutet auf eine Unterfunktion des Herzens, der Lungen und der Atemfunktionen hin.

⇒ **Geschwollene oder vergrößerte Lippen** deuten auf Darmstörungen hin. Ist die Unterlippe geschwollen, leidet der Dickdarm unter Obstipation, Diarrhö, oder beidem abwechselnd. Toxische Gase entstehen durch ungenügend verdaute Nahrung, was zu Unterleibsbeschwerden und Blähungen führt. Eine geschwollene Oberlippe deutet auf Magenprobleme, sowie Magenverstimmungen hin, die oft von „Sodbrennen" begleitet werden. Ein unnatürlich fest geschlossener Mund ist ein Anzeichen, dass die Person unter Leber-, Gallenblasen- und vielleicht Nierenproblemen leidet. Eine trockene, leicht zu Schuppen oder Rissen tendierende Unterlippe verweist auf chronische Obstipation oder Diarrhö und große Mengen an sauren Schlacken im Dickdarm, wobei die Dickdarmzellen unter schwerer Dehydratation leiden.

⇒ **Geschwollenes, empfindliches oder blutendes Zahnfleisch** tritt auf, wenn die Lymphdrainage des Mundbereichs wegen eines Lymphstaus im Darm nicht effizient erfolgt. Das Blut ist mit Säuren überlastet. Der Lymphstau verursacht auch Entzündungen tief im Rachen, mit oder ohne Anschwellen der Mandeln. Mandelentzündungen, wie sie bei Kindern oft vorkommen, sind ein Zeichen einer ständigen Schlackenbelastung der Lymphe.

⇒ **Zahnprobleme** werden meist von einem Ungleichgewicht in der Ernährung verursacht. Schlechte Verdauung und übermäßiges Essen von raffinierten und stark säurebildenden Nahrungsmitteln wie Zucker, Schokolade, Fleisch, Käse, Kaffee, süßen kohlensäurehaltigen Getränken usw. rauben dem Körper seine Mineralsalze und

Vitamine. Erwachsene haben 32 Zähne. Jeder Zahn entspricht einem Wirbel der Wirbelsäule und jeder Wirbel entspricht einem wichtigen Organ. Karies in einem Eckzahn ist z. B. ein Zeichen von Gallensteinen in der Leber und in der Gallenblase. Eine gelbe Verfärbung der Zähne und vor allem der Eckzähne verweist auf Toxine in den Organen im mittleren Unterleib, d.h. Leber, Gallenblase, Magen, Pankreas und Milz. Bakterien sind *nicht* die Ursache für Karies. Sie greifen nur Gewebe an, das schon ein Säure-Basen-Ungleichgewicht aufweist. Ausreichende Speichelproduktion spielt auch eine wesentliche Rolle für den Schutz der Zähne. Wirklich gesunde Zähne halten ein Leben lang.

Hände, Fingernägel und Füße

⇒ **Weiße, fettige Haut auf den Fingerspitzen** deutet auf Störungen des Verdauungs- und lymphatischen Systems hin. Darüber hinaus können Leber und Nieren Zysten und Tumoren bilden. Es werden übermäßige Mengen an Zucker und Fett ausgeschieden.

⇒ **Dunkelrote Fingernägel** deuten auf große Mengen an Cholesterin, Fettsäuren und Mineralsalzen im Blut hin. Die Leber, die Gallenblase und die Milz sind verstopft und alle Ausscheidungsorgane sind mit Schlacken überlastet. **Weißliche Fingernägel** sind ein Zeichen von Fett- und Schleimansammlungen in und um das Herz, das Pankreas, die Prostata oder die Eierstöcke. Dieser Zustand wird von schlechtem Blutkreislauf und niedrigen Hämoglobinwerten begleitet (Anämie).

⇒ **Senkrechte Rillen in den Nägeln** deuten meistens auf schlechte Resorption von Nahrung und auf Störungen wichtiger Verdauungs-, Leber- und Nierenfunktionen hin. Allgemeine Müdigkeit kann auftreten. Tiefe senkrechte Rillen auf den Daumen, vielleicht mit gesplissenen Enden, sind ein Zeichen von Störungen der Hoden und der Eierstöcke, die durch Fehlfunktionen der Verdauungs- und Herz-Kreislaufsysteme verursacht wurden. **Waagerechte Rillen in den Nägeln** zeigen ungewöhnliche oder radikale Veränderungen der Essgewohnheiten an. **Weiße Punkte auf den Nägeln** deuten auf übermäßige Ausscheidung von Zucker aus verschiedenen Nahrungsmitteln hin, begleitet von Kalzium- oder Zinkverlust.

⇒ **Eine harte Herauswölbung am Fußballen** ist ein Anzeichen einer progressiven Verhärtung der Organe im mittleren Körperbereich, einschließlich der Leber, des Magens, des Pankreas' und der Milz. Sie deutet auf große Mengen von Gallensteinen in der Leber und in der Gallenblase hin. Sie ist auch ein Zeichen von physischer und psychischer Starrheit, mit einer Tendenz zu Vorherrschaft, Vorurteilen und Eifersucht.

⇒ **Eine gelbe Verfärbung der Füße** verweist auf große Mengen von Gallensteinen in der Leber und in der Gallenblase. Sind die Füße irgendwo grün, sind die Milz- und Lymphfunktionen stark gestört, was zu Zysten und zu gut- oder bösartigen Tumoren führen kann.

⇒ **Eine Verhärtung an der Spitze des vierten Zehs oder Hornhaut darunter** ist ein Symptom von stagnierender Gallenblasenfunktion. Allgemeine Steifheit, Verkrümmungen und Schmerzen im vierten Zeh deuten auf langjährige Ansammlungen von Gallensteinen in Leber und Gallenblase hin.

⇒ **Ein verbogener großer Zeh**, der nach innen zum zweiten Zeh hin gekrümmt ist, deutet auf eine durch Gallensteine in den Gallengängen der Leber verursachte Unterfunktion der Leber und auf eine gleichzeitige Überfunktion der Milz und des lymphatischen Systems, bedingt durch Ansammlungen toxischer, aus ungenügend verdauter Nahrung entstandenen Schlacken, Stoffwechselabfallprodukten und Zelltrümmer.

⇒ **Eine weiße Verfärbung und raue Oberfläche der vierten und fünften Zehennägel** deuten auf eine schlechte Funktion der Leber und der Gallenblase, sowie der Nieren und der Harnblase hin.

Die Beschaffenheit des Stuhls

⇒ **Der Stuhl hat einen scharfen, sauren oder penetranten Geruch.** Dies ist ein Zeichen, dass Nahrung nicht richtig verdaut wird. Fermentierende und verwesende Nahrung sowie große Mengen an „unfreundlichen" Bakterien im Stuhl verursachen einen eigenartigen Geruch und eine klebrige Konsistenz. Normaler Stuhl ist von einer leichten Schleimschicht umgeben, die verhindert, dass der Anus verschmutzt wird.

⇒ **Trockener und harter Stuhl** ist ein Zeichen von Obstipation wie auch klebriger Stuhl. Diarrhö ist ein weiteres Zeichen einer schlechten Funktion des Verdauungssystems, vor allem der Leber.

⇒ **Der Stuhl ist hell oder lehmfarbig.** Dies ist ein weiteres Zeichen einer schlechten Leberfunktion (Galle gibt dem Stuhl seine natürliche braune Farbe). Wenn der Stuhl auf dem Wasser schwimmt, beinhaltet er große Mengen an unverdautem Fett.

Schlussfolgerung

Es gibt möglicherweise noch viel mehr Anzeichen und Symptome von Gallensteinen in der Leber und in der Gallenblase, als oben angegeben. Schmerzen in der rechten Schulter, Tennisarm, starre Schulter, Taubheit in den Beinen und Ischias z.B. mögen keine offensichtliche Verbindung zu Gallensteinen in der Leber haben. Doch werden die Steine entfernt, verschwinden diese Beschwerden meistens.

Der Körper ist ein Netzwerk an Informationen und jedes Körperteil beeinflusst und kommuniziert mit den anderen. Scheinbar unbedeutende Flecke auf der Haut, in den Augen oder auf einem Zeh können die Vorboten schwerer Gesundheitsprobleme sein. Indem man diese erkennt, die Leber und die Gallenblase reinigt und eine gesunde Ernährung und Lebensweise annimmt, kommen die Zeichen von Gesundheit und Vitalität wieder zum Vorschein. Um Krankheiten vorzubeugen und andauernde Gesundheit zu erreichen, ist es jedoch notwendig zu verstehen, was die Gallensteine verursacht.

Kapitel 3

Die häufigsten Ursachen von Gallensteinen

Galle besteht aus Wasser, Schleim, Gallenpigmenten (Bilirubin), Gallensalzen und Cholesterin, so wie aus freundlichen, lebenswichtigen Bakterien. Die Leberzellen produzieren diese grünliche Flüssigkeit und leiten sie in winzige Kanäle, die sogenannten *interlobulären Gallengänge*. Diese vereinen sich schließlich, bis sie den *linken* und *rechten Gallengang* bilden. Diese wiederum vereinen sich zum *gemeinsamen Gallengang*, in der die Galle aus der Leber in die Gallenblase fließt, um diese mit der entsprechenden Menge Galle für eine gute Verdauung zu versorgen.

Jede Veränderung in der Zusammensetzung der Galle beeinträchtigt die Löslichkeit ihrer Bestandteile und verursacht dadurch Gallensteine. Der Einfachheit halber habe ich Gallensteine in zwei Typen unterteilt: *Cholesterin- und Pigmentsteine*. Einige Cholesterinsteine bestehen zu mindestens 60% aus Cholesterin und haben eine gelbe Farbe. Andere sind erbsengrün und sind generell weich wie Knetmasse (sie bestehen zu 90% aus Cholesterin). *Pigmentsteine* sind wegen ihres hohen Anteils an farbigen Pigmenten (Bilirubin) braun oder schwarz. Sie können verkalkt sein und sind härter und stabiler als Cholesterinsteine. Cholesterinsteine können jedoch auch verhärten und verkalken. Verkalkte Steine befinden sich ausschließlich in der Gallenblase.

Änderungen in der Zusammensetzung der Galle können vielfältige Ursachen haben. Normalerweise bleibt Cholesterin durch den Einfluss der Gallensalze und natürlich durch das Vorhandensein von genügend Wasser flüssig. Erhöhte Mengen an Cholesterin in der Galle überfordern die Gallensalze und tragen daher zur Bildung von Cholesterinsteinen bei. In gleicher Weise führt eine Verminderung der Gallensalze ebenfalls zur Cholesterinsteinbildung. Ist nicht genügend

77

Wasser vorhanden, wird die Galle auch zähflüssiger, das Cholesterin wird nicht mehr ausreichend gelöst und bildet kleine Cholesterinkristalle. Mit der Zeit vergrößern sich diese kleinen Kristalle immer mehr.

Pigmentsteine bilden sich, wenn sich die Konzentration des Gallenpigments Bilirubin, ein Abfallprodukt des Abbaus der roten Blutkörperchen, in der Galle erhöht. Menschen mit großen Mengen an Cholesterinsteinen in der Leber müssen mit einem erhöhten Risiko einer Leberzirrhose, Sichelzellanämie oder anderen Blutkrankheiten rechnen. Jede dieser Komplikationen kann höhere Konzentrationen von Bilirubin in der Galle verursachen und folglich die Bildung von Pigmentsteinen in der Gallenblase fördern.

Ist die Zusammensetzung der Galle in der Leber nicht mehr ausgeglichen, beginnen die kleinen Cholesterinkristalle sich mit anderen Bestandteilen zu verbinden und kleine Klümpchen zu bilden. Diese Klümpchen können die kleinen intralobulären Gallengänge verstopfen. Dadurch wird die Galle noch träger und sammelt sich in den Klümpchen. Schließlich sind diese Klümpchen groß genug, um Steine genannt zu werden. Einige dieser „erwachsenen" Steine können in die breiteren Gallengänge gelangen und dort mit anderen Steinen verklumpen oder sich einfach selber vergrößern. Die Folge davon ist ein blockierter Gallenfluss in den breiteren Gallengängen. Sind erst einmal mehrere der größeren Gallengänge verstopft, werden dadurch Hunderte von kleineren betroffen, und ein Teufelskreis entsteht. Schließlich verstopfen auch die Hauptgallengänge, was zu einer dramatischen Reduzierung der für Verdauungszwecke zur Verfügung stehenden Gallenmenge führt.

Träger Gallenfluss in der Leber verändert die Zusammensetzung der Galle noch mehr, was schließlich auch die Gallenblase beeinträchtigt. Ein kleines Klümpchen Galle in der Gallenblase kann bis zu 8 Jahre benötigen, um eine Größe zu erreichen, die bemerkbar ist und die es zu einem erheblichen Gesundheitsrisiko werden lässt. Es ist bekannt, dass jeder zehnte Amerikaner Gallensteine in der Gallenblase hat. Davon lassen sich jährlich 500.000 Personen operieren. Was allerdings nicht bekannt ist, ist die Tatsache, dass jede Person mit irgendwelchen gesundheitlichen Problemen Gallensteine in der Leber hat. Schätzungsweise haben 95% der Erwachsenen in den Industriestaaten Gallensteine im Gallensystem der Leber. Gallensteine in der Leber können erheblich mehr Krankheiten verursachen als Gallensteine in der Gallenblase. Um Krankheiten zu vermeiden und einen echten und langandauernden Durchbruch im Verständnis und in der Behandlung von Krankheiten zu erlangen, müssen wir verfolgen können, wie es genau zur Dehydratation der Galle kommt, was ihre Flora verändert, ihre Enzyme zerstört, ihren Cholesterinspiegel erhöht und ihre Pigmentwerte verändert. Die folgenden vier Kategorien erörtern die gängigsten für Gallensteine verantwortlichen Umstände.

1. Ernährung

Übermäßiges Essen

Ernährungsfehler sind wahrscheinlich die Hauptverursacher von unausgeglichener Gallenzusammensetzung und daher von Gallensteinen. Von allen Ernährungsfehlern ist *übermäßiges Essen* der schwerwiegendste für die Gesundheit. Indem regelmäßig zu viel oder zu oft gegessen wird, als der Körper es braucht, um sich zu ernähren und zu erhalten, werden die Verdauungssäfte (einschließlich der Galle) immer mehr geschwächt. Dadurch bleiben große Anteile der Nahrung unverdaut und werden zu einer ständigen Quelle bakterieller Aktivität. Folglich verweilen immer mehr toxische Stoffe im Darmtrakt und führen zu Verstopfungen im lymphatischen System und zur Verdickung des Blutes.

Darmstörungen können die Gallensalze des Körpers völlig aufbrauchen und dadurch zur Gallensteinbildung führen. Dies zeigt sich vor allem durch das erhöhte Risiko von Gallensteinen bei Patienten, die unter *Morbus Chron* und anderen Formen von *Reizdarm-Syndrom* leiden.

Sind Blut und Lymphe durch übermäßiges Essen aus dem Gleichgewicht geraten, vermindert sich der Blutfluss in den Leberläppchen, was die Zusammensetzung der Galle verändert und Gallensteine verursacht. Gallensteine in der Leber führen zu weiteren Blut- und Lymphstaus, was den Basisstoffwechsel des Körpers belastet. Je mehr man über das gesunde Maß hinaus isst, umso weniger Nährstoffe stehen dem Körper zur Verfügung. Ständiges Essen im Übermaß führt sogar zu einer Hungersnot der Zellen, was wiederum dazu führt, öfter als normal essen zu wollen. Wiederholtes Verlangen nach einem „Snack", auch Heißhunger genannt, ist ein Zeichen von progressiver Fehlernährung und von einem Stoffwechselun-gleichgewicht. Darüber hinaus deutet es auf eine unausgeglichene Leberfunktion und auf Gallensteine hin.

Isst man soviel, bis man völlig satt ist oder nichts mehr essen kann, ist dies schon ein Zeichen, dass der Magen überlastet ist. Die Verdauungssäfte im Magen können sich nur mit der gegessenen Nahrung vermischen, wenn der Magen noch mindestens ein Viertel leer ist. Zwei Handvoll Nahrung entsprechen ungefähr drei Viertel des Mageninhalts, also der Höchstmenge an Nahrung, die der Magen auf einmal verarbeiten kann. Daher ist es am besten, dann mit dem Essen aufzuhören, wenn man meint, man könnte noch ein wenig mehr essen. Noch etwas hungrig vom Tisch zu gehen, bringt eine erhebliche Verbesserung der Verdauungsfunktion und verhindert in Zukunft das Auftreten von Gallensteinen und Krankheiten.

Essen zwischen den Mahlzeiten

Ayurveda, die älteste aller Gesundheitswissenschaften, betrachtet *"essen, bevor die vorherige Mahlzeit verdaut wurde"* als eine der Hauptursachen von Krankheiten. Die folgenden Umstände sind die gängigsten Gründe, warum Menschen zwischen den Mahlzeiten essen:

1. ein gestresstes und gehetztes Leben;
2. die Versuchung, die durch das vielseitige Angebot an ver-arbeiteten, raffinierten und schön eingepackten Nahrungs-mitteln entsteht;
3. die Bequemlichkeit, fast jederzeit „fast food" Mahlzeiten (mit geringem Nährwert) erhalten zu können;
4. der Mangel an Befriedigung, den die gegessene Nahrung bringt, daher Entstehung von Gelüsten;

5. Essen aus emotionalen Gründen, um sich zu trösten und um der eigenen Angst und Unsicherheit zu entfliehen.

Einer oder mehrere dieser Gründe haben zu den unregelmäßigen Essgewohnheiten der Mehrzahl der heutigen Bevölkerung beigetragen. Generell gilt: Je verarbeiteter die Nahrung, umso weniger Nährstoffe enthält sie, umso mehr müssen wir davon essen, um den täglichen Bedarf an Nährstoffen unseres Körpers zu decken. [Wohl bemerkt: Nahrungsergänzungsmittel können weder echte Nahrung ersetzen noch die Befriedigung vermitteln, die das Essen mit sich bringt und die der Körper für eine erfolgreiche Verdauung und Aufnahme der Nährstoffe braucht.]

Unregelmäßige Essgewohnheiten, u.a. auch das Essen zwischen den Mahlzeiten, bringt die empfindlichen Biorhythmen des Körpers völlig durcheinander. Die meisten Hormonausschüttungen im Körper hängen von regelmäßigen Zyklen von Essen, Schlafen und Wachsein ab. Die Produktion von Galle und Darmsäften zum Beispiel, welche für das Aufspalten der Nahrung in ihre Bestandteile verantwortlich ist, hat ein natürliches Hoch um die Mittagszeit. Es wäre also ratsam, die größte Mahlzeit zu dieser Tageszeit einzunehmen. Im Gegensatz dazu ist das Verdauungsvermögen des Körpers in den Morgen- und Abendstunden erheblich geringer. Wenn das Mittagessen tagtäglich allein aus leichten Snacks besteht, kann die Gallenblase nicht ihren *gesamten* Inhalt in den Darm befördern, was genug Galle hinterlässt, um Gallensteine zu bilden. Zur Erinnerung: Die Gallenblase ist auf natürliche Weise dazu programmiert, die Höchstmenge an Galle um die Mittagszeit auszustoßen.

Darüber hinaus führen leichte Mahlzeiten in der Mittagszeit zu einem Nährstoffmangel, der sich oft dadurch ausdrückt, dass man Lust auf Nahrungsmittel oder Getränke hat, die einem einen schnellen Energie-Kick versprechen. Diese sind z.B. Süßigkeiten, Gebäck, Brot und Nudeln aus Weißmehl (Kohlenhydrate wirken wie weißer Zucker), Schokolade, Kaffee, Schwarztee, süße Getränke, etc. Bei einem kleinen Snack stößt die Gallenblase ein bisschen Galle aus. Doch dadurch kann sich die Gallenblase nicht entleeren, was das Risiko von Gallensteinen erhöht.

Ein ständiges Bedürfnis, zwischen den Mahlzeiten zu essen, deutet auf sehr unausgeglichene Verdauungs- und Stoffwechselfunktionen hin. Wenn Sie sich entscheiden, ein oder zwei Stunden nach einer Mahlzeit etwas zu essen, wird der Magen gezwungen, die vorangehende Mahlzeit halb verdaut zu lassen, um sich der neuen Nahrung zu widmen. Die ältere Nahrung beginnt zu fermentieren und zu verwesen und wird so zu einer Quelle von Toxinen für den Verdauungstrakt. Die frische Nahrung hingegen wird mit einer ungenügenden Menge an Verdauungssäften bearbeitet und bleibt ebenfalls nur halb verdaut. Während der Körper eine Mahlzeit verdaut, hat er einfach keine Möglichkeit, genügend Galle und andere Verdauungssäfte zu produzieren, um eine neue Mahlzeit zu verdauen. Wird dieser „Stop-and-go"-Prozess oft wiederholt, führt er zur Bildung von immer mehr Toxinen und zu immer weniger Nährstoffen. Diese beiden Zustände verursachen eine Verminderung der Gallensalze und eine Erhöhung der Cholesterinproduktion. Daher hat der Körper keine andere Wahl, als Gallensteine zu bilden.

Seien Sie während der Heißhungerphasen achtsamer, um diesen Teufelskreis zu durchbrechen. Fühlen Sie in Ihren Körper hinein, wenn er Unwohlsein signalisiert. Fragen Sie sich, was ihr Körper *wirklich* braucht. Haben Sie Lust auf etwas Süßes, essen Sie lieber Früchte. Bei vielen Menschen ist Hunger ein Zeichen von Dehydratation. Ein oder zwei Gläser Wasser können das Unwohlsein schon verschwinden lassen. Stellen Sie parallel dazu sicher, dass Sie ein kräftiges und nährstoffreiches Mittagessen zu sich nehmen. Mit der Zeit wird Ihr Körper - vorausgesetzt Sie haben Ihre Leber ganz gereinigt - genügend Nährstoffe aus dieser Hauptmahlzeit erhalten, um fast alle seine Ernährungsbedürfnisse abzudecken. Dadurch wird auch der Heißhunger und das Bedürfnis, zwischen den Mahlzeiten zu essen, verschwinden.

Schwere Mahlzeiten am Abend

Eine ähnliche Verdauungsstörung tritt auf, wenn die Hauptmahlzeit am Abend eingenommen wird. Die Produktion von Galle und Verdauungsenzymen wird am Nachmittag drastisch gedrosselt, vor allem nach 18 Uhr. Daher kann eine Mahlzeit, die aus Fleisch, Hähnchen, Fisch, Käse, Eiern, fettiger oder frittierter Nahrung, etc. besteht, zu dieser Zeit nicht richtig verdaut werden. Im Gegenteil: Eine solche Mahlzeit wird eine Quelle toxischer Schlacken im Darm.

Unverdaute Nahrung ist immer eine Ursache für Verstopfungen, erst im Darmtrakt, dann in der Lymphe und im Blut. Dies wiederum beeinträchtigt die Verdauung des nächsten Mittagessens. Schließlich wird die Verdauungskraft, die durch die ausgeglichene Produktion von Salzsäure, Galle und Verdauungsenzymen gekennzeichnet ist, geschwächt und führt zu den gleichen Nebenwirkungen wie übermäßiges Essen. Daher trägt ein üppiges Abendessen nicht unwesentlich zur Bildung von Gallensteinen bei. Essen kurz vor dem Schlafengehen bringt die Verdauungsfunktionen ebenfalls durcheinander. Es sollten idealerweise mindestens drei Stunden zwischen der letzten Mahlzeit und dem Zubettgehen verstrichen sein. Die ideale Zeit für das Abendessen ist 18 Uhr.

Übermäßiger Eiweißkonsum

Wie in diesem Buch schon erörtert, führt ein übermäßiger Eiweißkonsum zu einer Verdickung und Verstopfung der Intima der Blutgefäße (Kapillare und Arterien), sowie der Lebersinusoide.[4] Folglich kann der größte Teil des Serum-Cholesterins nicht den Blutstrom durch die Sinusoide verlassen. Also folgern die Leberzellen, dass es im Körper einen Mangel an Cholesterin gibt. Dieser „Mangel" veranlasst die Leberzellen, die Cholesterinproduktion drastisch zu erhöhen. (Ein Teil dieses Cholesterins wird zum Schutz der wunden Stellen an den Innenwänden der Arterien benötigt.) Viele der Membranen und Öffnungen der Sinusoide sind jedoch mit fibrösen Fasern (Kollagen) verstopft. Da deswegen das Cholesterin nicht durch die Sinusoide resorbiert werden kann, muss zwangsläufig der größte Teil davon die Leber über die Lebergallengänge verlassen.

---

[4] In seinem Buch *Timeless Secrets of Health and Rejuvenation* erklärt der Autor sehr genau, wie der übermäßige Konsum von Proteinen (egal welchen Ursprungs) den Herzkreislauf beeinträchtigt und wie eine Reduktion des Eiweißkonsums die Plaques, die in den Arterien den Blutfluss zum Herzen behindern, wieder auflöst.

Dadurch wird die Galle, die Cholesterin in den Dünndarm abführt, mit Cholesterin übersättigt. Dies führt dann zur Bildung von kleinen Klümpchen aus Cholesterinkristallen und anderen Gallenbestandteilen in den Gallengängen der Leber und in der Gallenblase.

Interessant ist, dass die Asiaten, die wenig Protein, aber sehr viel Fett zu sich nehmen, selten Cholesterinsteine in der Gallenblase haben. Andererseits sind Cholesterinsteine in der Gallenblase unter den Amerikanern, die viel Fleisch und Milchproteine essen, sehr verbreitet.

Nahrungsfette spielen, wenn überhaupt, nur eine Nebenrolle bei erhöhten Cholesterinwerten im Blut. Es ist die Leber, die das meiste Cholesterin, das der Körper jeden Tag für seinen normalen Stoffwechsel benötigt, produziert. Und sie steigert die Cholesterinproduktion nur so dramatisch, wenn die Intima der Sinusoiden durch Eiweißablagerungen verdickt ist. Andere Umstände, die auch zu übermäßigem Eiweiß im Blut führen, sind Stress, Rauchen und Alkohol- oder Kaffeegenuss. Haben sich erst einmal genügend dieser degenerierten Eiweiße an den Blutgefäßwänden abgelagert, erhöhen die Leberzellen automatisch die Cholesterinproduktion. Der Nebeneffekt dieser Reaktion ist die Bildung von Gallensteinen.

Sind Sie kein Vegetarier, ist es empfehlenswert, auf Fleisch, vor allem auf Schweinefleisch, Eier und Käse zu verzichten und andere tierische Eiweißarten auf ein Mindestmaß zu reduzieren. Jedes Eiweiß tierischen Ursprungs trägt zur Bildung von Gallensteinen bei, doch „weißes" Fleisch wie Hähnchen-, Puten- oder Kaninchenfleisch ist für die Leber am wenigsten schädlich, vorausgesetzt, es stammt aus tiergerechter Haltung und wird nicht öfter als ein- oder zweimal die Woche gegessen. Es ist am besten, Gebackenes und Frittiertes zu meiden, denn sie reizen die Gallenblase und die Leber. Wenn sich Ihr Verlangen nach Fleisch und anderem tierischen Eiweiß langsam legt, können Sie schrittweise auf eine ausgewogene vegetarische oder vegane Ernährung umsteigen.

Über zwei Drittel der Weltbevölkerung ist vegan und hat keinen Zugriff auf tierisches Eiweiß. Diese Menschen kennen keine degenerativen Krankheiten wie Herzkrankheiten, Krebs, Osteoporose, Arthritis, usw. Circa 95% des Körpereiweißes wird recycelt; der Rest wird von Bakterien im Darmtrakt produziert und/oder sind pflanzlichen Ursprungs. Die weitverbreitete Annahme, dass man täglich proteinreiche Nahrung zu sich nehmen sollte, ist nicht nur irreführend, sondern gänzlich unwissenschaftlich.[5] Die menschliche Muttermilch ist die wichtigste und ausgewogenste Nahrung, die es für einen Säugling geben kann. Dabei enthält sie im Vergleich zur Kuhmilch fast kein Eiweiß, d.h. nur um die 1,5 Prozent. Schon von Anfang an wird der wachsende menschliche Körper auf natürliche Weise vor konzentrierten Eiweißen geschützt. Vielleicht liegt darin der Grund, weshalb langjährige Veganer am wenigsten unter Gallensteinen, Herzkrankheiten und Krebs leiden.[6]

Andere Nahrungsmittel und Getränke

Es ist bekannt, dass Eier, Schweinefleisch, fettige Nahrung, Zwiebel, Geflügel, pasteurisierte Milch, Speiseeis, Kaffee, Schokolade, Zitrusfrüchte, Mais, Bohnen (außer Sojabohnen) und Nüsse - in dieser Reihenfolge - bei Patienten, die unter einer Gallenblasenerkrankung leiden, eine Kolik auslösen. In einer Studie aus dem Jahr 1968 blieb eine Gruppe von Gallenblasenpatienten frei von Symptomen, solange sie all diese Nahrungsmittel mieden. Als man ihrer Ernährung Eier zufügte, erlitten 93% der Patienten eine Gallenkolik. Vor allem das aus Eiern stammende Eiweiß kann zur Bildung von Gallensteinen führen. Wissenschaftler sind der Ansicht, dass die Einnahme von Substanzen, die Allergien verursachen, den Gallengang anschwellen lassen, was wiederum den Gallenfluss aus der Gallenblase behindert.

Diese Annahme ist jedoch nur teilweise korrekt. Von einem ayurvedischen Standpunkt aus betrachtet, sind Gallensteine eine *Pitta-Störung*, unter der vorwiegend Menschen vom *Pitta-Körpertyp* leiden. Pitta heißt in *Sanskrit* wortwörtlich *Galle*. Die Gallenproduktion ist

---

[5] Der Autor hat 30 Jahre lang keine konzentrierte eiweißhaltige Nahrung in irgend einer Form zu sich genommen und hat nie unter einem Eiweißmangel gelitten.
[6] Mehr über Vegetarismus und eine ausgewogene vegetarische Ernährung entsprechend dem Körpertyp (ayurvedisch) erfahren Sie in *Timeless Secrets of Health and Rejuvenation.*

bei Menschen dieses Körpertyps von Natur aus höher, aber die Galle, bzw. ihre Bestandteile, werden auch leicht aus dem Gleichgewicht gebracht, wenn eines der vorgenannten Produkte in größeren Mengen oder regelmäßig gegessen wird. Dies bedeutet nicht, dass Menschen des Pitta-Typs grundsätzlich zu Gallenblasenleiden neigen, sondern eher, dass diese Nahrungsmittel ihnen nicht wohl bekommen, da sie sie nicht für ihr Wachstum und ihre Ernährung benötigen.

Der Pitta-Körpertyp ist dafür bekannt, dass er nur über eine begrenzte Menge an Enzymen verfügt, um gewisse Nahrungsmittel oder Getränke aufzuspalten. Die wichtigsten sind: *Sauermilchprodukte wie Käse, Jogurt und Sauerrahm; Eigelb; gesalzene Butter; alle Nüsse außer Mandeln, Pekannüsse und Walnüsse; scharfe Gewürze sowie auch Ketchup, Gewürzgurken, raffiniertes oder behandeltes Salz; essighaltige Salatsaucen; würzige Zusätze (Saucen); Zitrusfrüchte und -säfte; alle sauren und unreifen Früchte; brauner Zucker; ganze (ungemahlene) Körner, wie sie oft im Vollkornbrot zu finden sind; brauner Reis; Linsen; Alkohol; Tabak; Kaffee und schwarzer Tee; Cola und andere Erfrischungsgetränke; Süßstoff, künstliche Konservierungs- und Aromastoffe; die meisten Medikamente und Schmerzmittel; Schokolade und Kakao; Essensreste, tiefgefrorene und in der Mikrowelle aufgewärmte Nahrung; alle eiskalten Getränke.*

Auch wenn der Pitta-Typ am meisten zu Gallensteinen neigt, sind die anderen Typen auch gefährdet, wenn sie regelmäßig Nahrungsmittel essen, die nicht mit den natürlichen Bedürfnissen ihres Typs übereinstimmen.[7] Darüber hinaus stören behandelte oder haltbar gemachte Lebensmittel und Getränke die Leberfunktionen bei jedem Körpertyp. Nahrungsmittel, die Süßstoffe wie Aspartam oder Saccharin enthalten, stellen eine ernsthafte Störung für Leber, Gallenblase und Pankreas dar. Regelmäßiger Alkoholkonsum hat eine dehydrierende Wirkung auf Galle und Blut und verursacht Fettansammlungen in der Leber, so auch das Verzehren sehr zuckerhaltiger Speisen. Erfrischungsgetränke und Fruchtsäfte enthalten auch viel Zucker. Die erhöhte Einnahme von Zucker durch Kinder erklärt,

---

[7] Für weitere Details über Ernährung gemäß der Körpertypen verweisen wir auch auf *Timeless Secrets of Health and Rejuvenation*.

warum so viele junge Leute heutzutage schon viele Gallensteine in der Leber haben, auch wenn normalerweise nur sehr wenige Kinder in so frühem Alter Gallensteine entwickeln. (Ich kenne persönlich viele kranke Kinder, die eine Leberreinigung durchgeführt haben, und Hunderte von Gallensteinen ausgeschieden haben.) Kinder entwickeln selten Gallensteine, wenn sie eine ausgewogene, vegetarische Nahrung zu sich nehmen, die reich an Früchten, Gemüse und komplexen Kohlenhydraten ist.

Ein Wort zu den Auswirkungen von raffiniertem und unraffiniertem Salz:

Natürliches Meersalz enthält 92 lebenswichtige Mineralsalze. Im Gegensatz dazu enthält raffiniertes, behandeltes Meersalz nur zwei Stoffe: Natrium (Na) und Chlorid (Cl). Ist ein Mangel an Spurenelementen vorhanden, geraten die Ionen der Zellen außer Kontrolle. Dies hat tragische Folgen für den menschlichen Körper. Wenn das Ionengleichgewicht auch nur für eine Minute verloren geht, fangen die Zellen im Körper an zu bersten. Dies kann zu Nervenstörungen, Hirnschäden oder Muskelzuckungen führen, wie auch zum Stillstand der Zellregeneration.

Nimmt man natürliches Meersalz zu sich (sozusagen wiederhergestelltes Meerwasser), können Flüssigkeiten frei durch die Körpermembranen, Blutgefäße und Glomeruli (Filtereinheiten) der Nieren fließen. Wenn die Konzentration an Natriumchlorid im Blut sich erhöht, wird das Wasser im benachbarten Gewebe zu diesem salzreichen Blut hingezogen, wo es die Mineralsalze und Spurenelemente aufnimmt. Danach wird die angereicherte intrazelluläre Flüssigkeit wieder von den Zellen resorbiert. Für gesunde Nieren ist es einfach, die salzigen Flüssigkeiten auszuscheiden. Raffiniertes Salz hingegen stellt ein großes Risiko für den Körper dar. Es verhindert das freie Fließen von Flüssigkeiten und Mineralsalzen, die dann in Gelenken, Lymphkanälen und -knoten und in den Nieren stagnieren. Diese dehydrierende Wirkung kann zu Gallensteinen und vielen anderen Gesundheitsproblemen führen.

Der Körper benötigt Salz, um Kohlenhydrate richtig zu verdauen. Ist natürliches Salz vorhanden, sind Speichel und Magensaft imstande, die Fasern der Kohlenhydrate zu zersetzen. In seiner gelösten und ionisierten Form hilft Salz der Verdauung und reinigt den Magen-Darm-Trakt.

Im Gegensatz dazu hat kommerziell hergestelltes Salz die entgegengesetzte Wirkung. Um zu verhindern, dass Salz wieder Feuchtigkeit aufnimmt und es damit für den Verbraucher einfach zu machen, fügen Salzproduzenten dem Endprodukt chemische Stoffe als Trocknungsmittel sowie verschiedene Bleichen bei. Nach dieser Behandlung kann das Salz sich nicht mehr mit den Körperflüssigkeiten vermischen oder verbinden. Dies stört zwangsläufig die elementarsten chemischen Prozesse und Stoffwechselvorgänge im Körper. Wasseransammlungen, Nieren- und Bluthochdruckprobleme sind die offensichtlichen Folgen des Salzkonsums. Raffiniertes Salz wird auch unzähligen Nahrungsmitteln beigemengt. Über fünfzig Prozent der amerikanischen Bevölkerung leidet an Wasseransammlungen (die Hauptursache für Gewichtszunahme und Übergewicht).

Bevor es kommerziell produziert, anstatt auf natürliche Weise gewonnen wurde, war Salz das wohl wertvollste Gut auf Erden, sogar wertvoller als Gold. Im Zeitalter der Kelten wurde Salz zur Heilung von körperlichen und psychischen Störungen, schweren Verbrennungen und anderen Beschwerden angewandt. Studien belegen, dass Meerwasser hydroelektrisches Ungleichgewicht wieder ausgleicht, eine Störung, die einen Verlust von Immunreaktionen, Allergien und eine Vielzahl anderer Gesundheitsprobleme verursacht (mehr darüber erfahren Sie in Kapitel 5, „Essen Sie unraffiniertes Meersalz").

In den letzten Jahren hat Salz einen schlechten Ruf bekommen und man hat gelernt, es zu fürchten, genauso wie man Cholesterin fürchtet. Viele Ärzte warnen ihre Patienten vor Natrium und natriumhaltigen Speisen. Ein salzarmes Leben zu führen, birgt jedoch die Gefahr in sich, einen Mangel an Mineralsalzen und Spurenelementen sowie viele andere Komplikationen zu erleiden. Mit der Einnahme von unraffiniertem Salz wird der Bedarf an Salz des Körpers gedeckt, ohne das hydroelektrische Gleichgewicht zu stören. Wenn Ihre Ernährung genügend Kalium in seiner natürlichen Form enthält, brauchen Sie sich nicht über den relativ geringen Gehalt an Natrium im Meersalz Gedanken zu machen. Besonders kaliumreiche Nahrungsmittel sind Bananen, Aprikosen, Avocados, Kürbiskerne, Bohnen und Kartoffeln. Wenn der Körper nicht genügend Kalium erhält, kann Natrium zu einem Ungleichgewicht führen.

Keltisches Meersalz ist ein besonders gutes Produkt, da es auf natürliche Weise durch Trocknen an der Sonne gewonnen wird. Wird es in Wasser oder in der Feuchtigkeit von Lebensmitteln aufgelöst, hat es eine tiefe, positive Wirkung auf die Zellen. Es kann auch zur Reinigung und zur Entgiftung des Magen-Darm-Traktes benutzt werden (siehe *Halten Sie Ihren Darm sauber*, Kapitel 5). Für den Erwerb von unbehandeltem und unraffiniertem Meersalz, siehe *Produktinformationen* am Ende des Buches (oder fragen Sie im Reformhaus nach).

Dehydratation

Heutzutage leiden viele Menschen, ohne es zu wissen, unter Dehydratation. Dehydratation bedeutet, dass die Körperzellen nicht mehr genügend Wasser für ihren Stoffwechsel erhalten. Die Zellen können aus verschiedenen Gründen austrocknen:

- ungenügende Wasserzufuhr (alles unter einem Liter reines Wasser pro Tag)
- regelmäßiger Konsum von harntreibenden Getränken wie z. B. Kaffee, Tee, Coca-Cola, Erfrischungsgetränke und Alkohol, einschließlich Bier und Wein
- regelmäßiger Konsum von stimulierenden Speisen oder Substanzen wie Fleisch, scharfe Gewürze, Schokolade, Zucker, Tabak, usw.
- Stress
- die meisten Medikamente
- extrem Sport treiben
- übermäßiges Essen und exzessive Gewichtszunahme
- mehrere Stunden am Tag fernsehen

Jeder dieser Umstände hat eine blutverdickende Wirkung und zwingt die Zellen, Flüssigkeit abzugeben. Diese Zellflüssigkeit wird benötigt, um das Blut wieder zu verdünnen. Um eine Selbstzerstörung zu vermeiden, fangen die Zellen jedoch an, Wasser zurück-

89

zuhalten. Dies erreichen sie, indem sie ihre Membran mit Hilfe der lehmartigen Substanz Cholesterin abdichten. Auch wenn diese Maßnahme fürs Erste Flüssigkeitsverlust verhindert und die Zelle damit rettet, beeinträchtigt sie die Fähigkeit der Zelle, neue Flüssigkeit sowie notwendige Nährstoffe zu resorbieren. Eine gewisse Menge der unresorbierten Flüssigkeit und der Nährstoffe verbleibt in der Extrazellulärflüssigkeit, was zum Anschwellen des Körpers und zu Wasseransammlungen in den Beinen, den Nieren, im Gesicht, den Augen, den Armen und anderen Körperteilen führt. Dadurch entsteht eine massive Gewichtszunahme. Parallel dazu verdicken sich das Blutplasma und die Lymphe. Dehydratation beeinträchtigt auch die natürliche Fließfähigkeit der Galle und trägt damit zur Gallensteinbildung bei.

Tee, Kaffee, Coca-Cola oder Schokolade enthalten alle das gleiche Nervengift (Stimulans), *Koffein*. Koffein, welches schnell ins Blut gelangt, verursacht eine starke Immunreaktion, womit der Körper versucht, diese reizende Substanz zu neutralisieren und zu eliminieren. Dieses toxische Reizmittel veranlasst die Nebennieren und bis zu einem gewissen Maß auch die Körperzellen, die Stresshormone Adrenalin und Cortisol in die Blutbahn auszuschütten. Der darauffolgende Energieschub entspricht der bekannten "Flucht- oder Kampf-Reaktion". Werden Reizmittel regelmäßig eingenommen, nützt sich diese Verteidigungsreaktion des Körpers ab und wird ineffektiv. Die ständige Ausschüttung von Stresshormonen, die selber hoch toxisch sind, verändert mit der Zeit die Zusammenstellung des Blutes und schädigt das Immunsystem, das endokrine und das Nervensystem. Zukünftige Verteidigungsreaktionen werden geschwächt und der Körper wird anfälliger für Infekte und andere Beschwerden.

Der Energieschub nach einer Tasse Kaffee ist also keine direkte Wirkung des Koffeins, sondern die Bemühung des Körpers, dieses Koffein loszuwerden. Ein überreiztes und unterdrücktes Immunsystem kann den "energetisierenden" Adrenalin- und Cortisolschub, der benötigt wird, um den Körper vom sauren Nervengift Koffein zu befreien, nicht mehr auslösen. Zu diesem Zeitpunkt sagt man dann, man hätte sich an ein Reizmittel wie Kaffee "gewöhnt" und erhöht die konsumierte Menge, um die „Vorteile" wieder auszunutzen. Der oft gehörte Ausdruck: „Ich würde jetzt alles für eine Tasse Kaffee geben" (im Englischen: „I am *dying* for a cup of coffee") deutet auf die Gefahr dieser Situation hin.

Da die Körperzellen kontinuierlich einen Teil ihrer eigenen Flüssigkeit für das Entfernen des Nervengiftes Koffein opfern müssen, sorgt der regelmäßige Konsum von Kaffee, Tee oder Coca-Cola dafür, dass die Zellen austrocknen. Für jede getrunkene Tasse Kaffee oder Tee muss der Körper 2-3 Tassen Wasser mobilisieren, um diese Reizmittel wieder zu entfernen, ein Luxus, den er sich nicht leisten kann. Dies gilt auch für Erfrischungsgetränke, Medikamente oder andere Reizmittel, einschließlich vieler Stunden fernsehen (mehr darüber im Abschnitt *Lebensweise*). Generell haben alle Reizmittel eine stark dehydrierende Wirkung auf die Galle, das Blut und die Verdauungssäfte.

Schneller Gewichtsverlust

Übergewichtige Menschen gehen ein höheres Risiko ein, Gallensteine zu entwickeln, als Normalgewichtige. Es ist unbestreitbar, dass der Verlust von überflüssigen Pfunden einen erheblichen gesundheitlichen Nutzen mit sich bringt. Durch gezieltes Abnehmen können viele Leute zum Beispiel ihren hohen Blutdruck und ihre hohen Zucker- und Cholesterinwerte senken.

Schneller Gewichtsverlust jedoch, wie er durch Diäten erzielt wird, die sehr geringe Mengen an Kalorien pro Tag vorschreiben, kann das Risiko von Gallensteinbildung in der Leber und in der Galle erhöhen. Einige kalorienreduzierte Diäten enthalten nicht genug Fette, damit sich die Gallenblase zusammenziehen kann, um sich ihrer Galle zu entledigen. Es bedarf einer Mahlzeit oder eines Snacks von mindestens 10 gr. Fett, damit die Gallenblase sich normal zusammenzieht. Passiert dies nicht, bleibt Galle in der Gallenblase zurück, was die Bildung von Gallensteinen zur Folge hat.

Übergewicht geht einher mit erhöhter Cholesterinausschüttung in die Gallengänge, was das Risiko der Bildung von Cholesterinsteinen erhöht. Verlieren Übergewichtige durch eine unausgeglichene Diät schnell oder viel an Gewicht, versucht der unterernährte Körper,

Nährstoffe und Fettbestandteile aus seinen Reserven zu holen. Dadurch steigt der Fettgehalt im Blut schnell an, was das Risiko von Gallensteinen noch erhöht. Die plötzliche Bildung von Gallensteinen bei Menschen, die gerade einen schnellen Gewichtsverlust erzielt haben, scheint die Folge eines erhöhten Cholesterinspiegels und einer verminderten Konzentration an Gallensäure in der Galle zu sein.

Gallensteine bilden sich auch oft bei Patienten, die nach einer operativen Magenverkleinerung schnell an Gewicht verloren haben. Eine Studie belegt, dass sich bei mehr als einem Drittel (38%) der Patienten nach einer Magenverkleinerung Gallensteine gebildet haben. Die Gallensteine entstehen am wahrscheinlichsten in den Monaten nach der Operation. Diese Studie befasst sich jedoch nur mit Gallensteinen in der Gallenblase. Der Schaden, der durch dieses Verfahren der Leber selbst zugefügt wurde, ist wahrscheinlich viel größer als die Bildung einiger Gallensteine in der Gallenblase.

Wenn schneller oder starker Gewichtsverlust das Risiko von Gallensteinen erhöht, ist es offensichtlich, dass gemäßigter Gewichtsverlust dieses Risiko verringert. Tatsache ist, dass dieses Problem gelöst wird, wenn alle toxischen Schlacken aus dem Körper ausgeschieden werden und eine ausgeglichene Lebensweise sowie eine angemessene Ernährung aufgenommen werden.[8] In solchen Fällen *erhöht* der Gewichtsverlust nicht das Gallensteinrisiko, sondern *vermindert* es. Durch das Ausscheiden aller Steine aus der Leber und der Gallenblase kann eine übergewichtige Person ihre Verdauung wesentlich verbessern und Energie gewinnen, anstatt sie zu vergeuden. Dadurch können die schädlichen Nebenwirkungen eines plötzlichen Gewichtsverlust vermieden werden.

Fettarme Diäten

Die Aussage, dass eine fettarme Diät *die gesündeste Diät von allen* sei, kann für den steten Anstieg der Leber- und Gallenblasenleiden in der Bevölkerung der westlichen Hemisphäre verantwortlich gemacht werden. Eiweißreiche Nahrungsmittel werden immer noch

---

[8] Ausführliche Details finden Sie im Buch der Autors *Timeless Secrets of Health and Rejuvenation*.

als die wichtigsten Nahrungsmittel für körperliche Kraft und Vitalität angepriesen. Fette hingegen werden als Grund für viele der heutigen chronischen Erkrankungen an den Pranger gestellt. Doch können Fette allein sicherlich nicht für Erkrankungen wie z.B. Arteriosklerose verantwortlich gemacht werden.

Am Anfang des zwanzigsten Jahrhunderts waren Herzinfarkte überall auf der Welt äußerst selten. Seitdem ist der Fettkonsum pro Kopf fast gleich geblieben. Was in den reicheren Teilen der Erde am dramatischsten angestiegen ist - vor allem seit dem zweiten Weltkrieg - ist der Eiweißkonsum. Der übermäßige Verzehr von eiweißreicher Nahrung in den industrialisierten Ländern hat eine unglaubliche Anzahl von Herz-Kreislauferkrankungen und Herzinfarkten mit tödlichem Ausgang verursacht. Im Gegensatz dazu treten diese Probleme sehr selten in ethnischen Gruppierungen auf, die sich vorwiegend vegetarisch ernähren. Ein Bericht der American Medical Association bestätigt sogar, dass eine vegetarische Ernährung 97% aller zu Herzinfarkt führenden Thrombosen vermeiden kann.

Auch wenn eine ausgewogene vegetarische Ernährung mehr Fett enthalten kann, scheinen diese Fette keine schädliche Wirkung auf das Herz-Kreislaufsystem zu haben. Im Gegensatz dazu verursacht übermäßiger Eiweißkonsum eine Verdickung der Blutgefäße der Leber, was zu Gallensteinen führt; und Gallensteine wiederum beeinträchtigen die Gallenproduktion der Leber. Eine verminderte Gallenproduktion behindert die Fettverdauung. Schlechte Verdauung führt zu Gewichtszunahme und anderen Beschwerden. Also wird einem dann logischerweise empfohlen, Fette zu meiden. Dies verhindert jedoch, dass die Gallenblase sich vollständig ihres Galleninhalts entleeren kann, was zu weiteren Problemen mit der Fettverdauung führt. Mit der Zeit entsteht im Körper ein Mangel an essentiellen Fettsäuren und fettlöslichen Vitaminen. Dadurch wird die Leber veranlasst, mehr Cholesterin zu produzieren, was zur Bildung von noch mehr Steinen führt. Je weniger Fett der Körper über die Nahrung erhält, desto schlimmer wird die Situation. Da der Körper jedoch Fette nicht richtig verdauen kann, gerät er in einen Teufelskreis, der in den meisten Fällen nur durchbrochen werden kann, wenn *alle* Gallensteine aus der

Leber und aus der Gallenblase entfernt werden und die Fetteinnahme langsam bis zur normalen Menge gesteigert wird. Fettarme Milch, zum Beispiel, könnte eine der Verantwortlichen für diesen Teufelskreis sein. In seiner natürlichen Form hat Vollmilch die richtige Menge an Fett, die für die Verdauung des Milcheiweißes benötigt wird. Ist der Fettgehalt der Milch zu niedrig, wird die Gallenblase nicht dazu veranlasst, die richtige Menge Galle frei zu setzen, um das Milcheiweiß und das Milchfett zu verdauen. Also verbleiben Milcheiweiß und Milchfett unverdaut im Magen-Darm-Trakt. Das Eiweiß verfault und das Fett wird ranzig. Dies führt zu schlimmen Lymphverstopfungen, wie man sie oft bei Flaschenbabys beobachten kann, die unter Darm-Koliken leiden. Diese Babys sind nicht schlank, sie haben „Mond-Gesichter" und ihre Arme, Beine und Bäuche sind aufgeschwollen. Diese Babys sind für Erkältungen und andere Infekte anfällig, haben Schlafschwierigkeiten und schreien oft sehr viel. Die unverdaute Milch oder das unverdaute Milchpulver könnten für die Bildung von Gallensteinen bei sehr jungen Kindern verantwortlich sein. Selbst die Vollmilch, die heutzutage verkauft wird, hat einen reduzierten Fettgehalt, der sicher nicht ausreichend ist, um die Milch für die meisten Menschen verdaulich zu machen.[9]

2. Synthetische Pharmazeutika

Hormonsubstitutionstherapie (HST) und Antibabypillen

Das Risiko der Gallensteinbildung ist bei Frauen vier Mal so hoch wie bei Männern. Besonders hoch ist das Risiko bei Frauen, die die Antibabypille und Hormonsubstitutionspräparate nehmen oder genommen haben. Laut medizinischer Forschung verdoppeln die Antibabypille und andere Östrogenpräparate das Risiko von Gallensteinen. Das weibliche Hormon Östrogen erhöht die Cholesterin-

---

[9] Für weitere Details über die Gefahren von fettarmen oder "Light"- Produk-ten und von Milch verweise ich auf das Buch vom Autor: *Timeless Secrets of Health and Rejuvenation.*

konzentration in der Galle und vermindert das Zusammenziehen der Gallenblase. Diese Auswirkung des Östrogens könnte nicht nur für Gallensteine in der Leber und in der Gallenblase verantwortlich sein, sondern auch für viele weitere Erkrankungen, die durch verminderte Leber- und Gallenblasenfunktionen verursacht werden. Frühere medizinische Forschung hat auch das in den HST-Präparaten enthaltene Progesteron für die Bildung von Gallensteinen mitverantwortlich gemacht.

Frauen im Klimakterium können ihre Beschwerden deutlich lindern, indem sie eine Reihe von Leberreinigungen durchführen. Vor allem kann eine verbesserte Leberfunktion und eine erhöhte Gallenproduktion Osteoporose und andere Gelenk- und Knochenprobleme verhindern oder rückgängig machen, wenn Ernährung und Lebensweise ebenfalls ausgewogen sind.

Andere synthetische Pharmazeutika

Arzneimittel, die das Körperfett (Lipide) senken sollen, darunter auch *Clofibrat* oder andere vergleichbare cholesterinsenkende Medikamente, erhöhen lediglich die Cholesterinkonzentration in der Galle und erhöhen dadurch das Gallensteinrisiko. Diese Arzneimittel senken die Blutfettwerte, wofür sie auch eingesetzt werden. Dies lässt die Leberzellen jedoch den Schluss ziehen, dass es dem Körper an Fetten mangele und veranlasst sie daher, mehr Cholesterin in die Gallengänge freizusetzen. Die unausgewogene Zusammensetzung der Galle (zuviel Cholesterin) verursacht Gallensteine in der Leber wie auch in der Gallenblase. *Octreotid,* eines der neuen Statin-Medikamente, verhindert, dass die Gallenblase sich nach einer fetten Mahlzeit leert, und aus der zurückgebliebenen Galle bilden sich dann Steine. Die Risiken, die mit solchen medizinischen Methoden einhergehen sind offensichtlich; sie sind jedenfalls viel ernser als erhöhte Blutfette. (Im Gegensatz zu dem, was allgemein angenommen wird, gibt es keinen wissenschaftlichen Beweis, dass Herzinfarkte durch zu hohes Blutfett verursacht werden.)

Laut mehrerer Studien, die in verschiedenen medizinischen Zeitschriften, wie *The Lancet*, veröffentlicht wurden, gibt es auch einige

Antibiotika, die Gallensteine verursachen. Eines davon ist *Ceftriaxon*, das zur Behandlung von Entzündungen in den unteren Atemwegen, von Haut- und Harnsystemsentzündungen, von Entzündungen im Beckenbereich, von Knochen- und Gelenksentzündungen und von Meningitis eingesetzt wird.

Auch Medikamente zur Verhinderung von Organabstoßung, die den Patienten nach Nieren- und Herztransplantationen gegeben werden, erhöhen die Wahrscheinlichkeit, Gallensteine zu bilden. *Thiazid-Diuretika,* harntreibende Pillen, die hohen Blutdruck senken sollen, können bei Patienten mit Gallensteinen Gallenblasenerkrankungen hervorrufen. Darüber hinaus ist laut den im *Journal of Perinatology* veröffentlichten Studien die Wahrscheinlichkeit groß, dass Kinder, die *Furosemid* einnehmen, Gallensteine entwickeln. *Prostaglandine* haben nicht weniger Nebenwirkungen.

Alle Medikamente sind von sich aus toxisch und müssen durch die Leber entgiftet werden. Doch eine verminderte Leberfunktion ermöglicht vielen dieser Gifte, in die Galle zu gelangen. Dadurch verändert sich die natürliche Zusammensetzung der Galle und führt zu Gallensteinen in der Leber und in der Gallenblase. Es muss hier darauf hingewiesen werden, dass diese Erkenntnisse sich nur auf Gallensteine in der Gallenblase beziehen, und dass die schweren Schäden, die diese Medikamente der Leber selbst zufügen können, nicht erwähnt werden. Wenn Medikamente einige Gallenstcine in der Gallenblase verursachen können, dann kann man davon ausgehen, dass sie Hunderte, wenn nicht Tausende davon in den Gallengängen der Leber verursachen können. Ich habe persönlich immer wieder feststellen müssen, dass Menschen, die Medikamente eingenommen haben, erheblich mehr Gallensteine haben, als solche Menschen, die keine Medikamente nehmen. Die Behandlung von Symptomen hat immer ihren Preis, und zwar die Beeinträchtigung der primären Leberfunktionen. Es ist für den Körper einfacher und vorteilhafter, alle Gallensteine zu entfernen und dadurch die Blutwerte wieder zu harmonisieren und die Verdauung und die Entgiftung zu verbessern, als die Symptome irgendeiner Krankheit zu unterdrücken. Symptome sind *nicht* die Krankheit, sie deuten lediglich darauf hin, dass der Körper sich bemüht, sich zu erhalten und zu schützen. Sie signalisieren das Bedürfnis des Körpers nach Aufmerksamkeit, Unterstützung und Fürsorge.

Fluorid-Vergiftung

Da die Leber nicht in der Lage ist, Fluorid abzubauen, versucht sie dieses Gift in der Galle zu binden (der einzig andere Weg für die Leber, damit zurechtzukommen). Dies führt zu Verstopfungen in den Gallengängen und vielen anderen Störungen. Fluorid wird in den USA und auch in anderen Ländern zu ca. 60% dem Trinkwasser beigemengt. Man findet es auch in diversen Produkten wie Soja-produkten, Fluorid-Tabletten, Fluorid-Bonbons und -Kaugummis, Tee, Impfstoffen, Haushaltsartikeln, fluoridhaltigem Salz oder fluoridhaltiger Milch, Betäubungsmitteln, Matratzen, aus denen Fluorid-Gase austreten, Teflon und Antibiotika. Es ist auch in verschmutzter Luft und in verschmutztem Grundwasser zu finden. Wegen seiner bewiesenen hohen Giftigkeit hat Belgien im Jahr 2002 als erstes Land in der Welt Fluorid-Zusätze verboten.

„Fluoridation ... ist der schlimmste Betrug, der jemals verübt wurde und es sind diesem Betrug mehr Menschen zum Opfer gefallen als jedem anderen." Professor Albert Schatz, Ph.D. (Mikrobiologie), Entdecker des Streptomycin and Nobelpreisträger. Zum Glück haben 98% der westeuropäischen Länder die Fluoridation des Trinkwassers abgelehnt, unter ihnen Österreich, Belgien, Dänemark, Finnland, Frankreich, Deutschland, Italien, Luxemburg, die Niederlande, Norwegen und Schweden. Intensive Studien haben gezeigt, dass Tumoren bei Labortieren die direkte Folge von Fluorideinnahme waren. Andere Tierstudien haben ergeben, dass Fluorid sich in der Zirbeldrüse ansammelt und dort die Produktion von Melatonin stört, einem Hormon, das den Anfang der Pubertät, die Schilddrüsenfunktionen und viele andere Grundprozesse des Körpers reguliert. Beim Menschen wurde erwiesen, dass Fluorid Arthritis, Osteoporose, Hüftgelenkbrüche, Krebs, Unfruchtbarkeit, Alzheimers und Hirnschäden verursacht.

Bis in die 50er Jahre haben Ärzte in Europa Fluorid in der Behandlung von Hyperthyreose (Schilddrüsenüberfunktion) angewandt.

Die tägliche Dosis Fluorid, die man den Menschen in Regionen verabreicht, in denen das Wasser mit Fluorid angereichert wird, ist viel höher, als die Dosis, die man zur Beruhigung der Schilddrüse verschrieb. Millionen von Menschen leiden heute wegen der Fluoridation unter Hypothyreose (Schilddrüsenunterfunktion). Dieses Leiden ist eines der weitverbreitetsten medizinischen Probleme in den USA. Heutzutage werden über 150 Symptome mit Hypothyreose in Verbindung gebracht. Fast alle stimmen mit bekannten Symptomen einer Fluorid-Vergiftung überein. Die Symptome von Hypothyreose sind u.a. Depression, Schwindel, Müdigkeit, Gewichtszunahme, Muskel- und Gelenkschmerzen, Haarausfall, Kopfschmerzen, Kurzatmigkeit, Magen-Darm-Probleme, Menstruationsprobleme, unausgeglichener Blutdruck, hohe Cholesterinwerte, Allergien, Schlaflosigkeit, Panikanfälle und Gemütsschwankungen, unregelmäßiger Herzschlag und Herzinfarkt. Viele Kinder und Erwachsene in Indien und anderen Entwicklungsländern leiden wegen Fluorid-Vergiftung durch industrielle Luft- und Wasserverschmutzung an körperlichen Behinderungen und an der Zerstörung ihrer Zähne.

Um dem Körper bei einer durch Fluorid verursachten Erkrankung wie Hypothyreose zu helfen, ist es wichtig, die Lebergalengänge zu reinigen, fluoridhaltige Produkte zu meiden und einen entsprechenden Wasserfilter zu benutzen. Destillation und Umkehrosmose sind effiziente Methoden um Fluorid (zusammen mit anderen Verunreinigungen) zu entfernen. Für gute Filtergeräte müssen Sie unter Umständen ihren lokalen Vertreiber von Wasserfiltern ansprechen.

Boron ist ein Mineralsalz, das Fluorid aus dem Körper entfernt. Die am besten aufgenommene Form von Boron ist ionisches Boron, wie es durch die Firma ENIVA vertrieben wird (s. Bezugsquellen). Eine dem Körpertyp angepasste und reinigende Ernährung, regelmäßige Schlaf- und Essgewohnheiten und ein stressfreies Umfeld sind für eine Genesung unabdingbar.

3. Lebensweise

Störung des Biorhythmus

Die Art und Weise, wie wir unser Leben gestalten, hat eine einschlägige Wirkung auf unsere Körperfunktionen. Die Effizienz und die Leistung unseres Körpers hängen größtenteils von vorgegebenen Biorhythmen ab, die synchron mit den sogenannten _circadianen Rhythmen_ der Natur übereinstimmen. Diese sind eng mit den Bewegungen unseres Planeten um die Sonne und um seine eigene Achse verbunden. Darüber hinaus werden sie ebenfalls durch die Bewegungen des Mondes und der anderen Planeten in Bezug auf die Erde beeinflusst.

Unser Körper hat mehr als 1000 solcher 24-Stunden-Rhythmen. Jeder einzelne Rhythmus gibt das Zeitraster eines Aspektes einer Körperfunktion an, wie Herzschlag, Blutdruck, Körpertemperatur, Hormonspiegel, Freisetzen von Verdauungssäften und sogar die Höhe der Schmerzgrenze. Diese ganzen Rhythmen sind gut auf einander abgestimmt und werden durch die "Schrittmacher-Abteilung" des Gehirns, den sogenannten _suprachiasmatischen Nucleus_ gesteuert. Dieser Teil des Gehirns ist für die Nervenimpulse zum Einstellen unserer inneren Biorhythmus-Uhren verantwortlich. Wird ein Rhythmus irgendwie gestört, werden die anderen Rhythmen ebenfalls aus dem Gleichgewicht gebracht. Es gibt viele Störungen, die auf eine Beeinträchtigung eines oder mehrerer unserer Biorhythmen durch „Fehler" in unserer Lebensweise zurückzuführen sind. Dieser Abschnitt befasst sich mit einigen der meistverbreiteten „Abweichungen", die vorwiegend die Funktion der Leber und der Gallenblase stören. Indem Sie ihre täglichen Abläufe dem natürlichen Zeitplan ihres Körpers anpassen, können Sie ihm in seinem ständigen Bestreben, sich zu ernähren, zu reinigen und zu heilen sehr behilflich sein. Darüber hinaus können Sie auch die Entstehung neuer Gesundheitsprobleme in Zukunft verhindern.

Die natürlichen Schlaf-Wach-Zyklen

Unsere natürlichen Schlaf-Wach-Zyklen und der Grundstoffwechsel des Körpers werden durch die Abwechslung von Tag und Nacht reguliert. Mit beginnendem Tageslicht werden starke Hormone (*Glukokortikoide*) freigesetzt, wobei *Cortisol* und *Corticosteron* die wichtigsten davon sind. Diese Hormone regulieren einige der maßgeblichsten Funktionen im Körper, wie Stoffwechsel, Blutzuckerwerte und Immunreaktionen. Ihre Ausschüttung folgt einem ausgeprägten circadianen Muster: Die Werte sind zwischen 4 und 8 Uhr morgens am Höchsten und nehmen während des Tages stetig ab, um zwischen Mitternacht und 3 Uhr morgens einen Tiefstwert zu erreichen.

Menschen verändern aus vielen verschiedenen Gründen ihren natürlichen, täglichen Schlaf-Wach-Rhythmus. Der Höchstwert der Cortisolausschüttung verschiebt sich zum Beispiel, wenn Sie regelmäßig nach Mitternacht zu Bett gehen, anstatt vor 22 Uhr, und/oder Sie am Morgen nach 8 oder 9 Uhr aufstehen, anstatt mit der Sonne gegen 6 Uhr. Diese hormonelle Zeitverschiebung kann chaotische Umstände im Körper hervorrufen. Schlacken, die sich über Nacht im Enddarm und in der Harnblase gesammelt haben, um normalerweise zwischen 6 und 8 Uhr morgens ausgeschieden zu werden, werden teilweise zurückgehalten und resorbiert. Wenn Sie ihren natürlichen Schlaf-Wach-Zyklus verschieben, laufen die körperlichen Biorhythmen nicht mehr synchron mit denen, die durch Hell-Dunkel-Reize reguliert werden. Dadurch können verschiedene Störungen entstehen, wie chronische Leber-, Atemwegs- und Herzerkrankungen.

Ein gestörter *Cortisolzyklus* kann ebenfalls akute gesundheitliche Probleme verursachen. Es wurde festgestellt, dass Herzinfarkte vermehrt in den Morgenstunden erfolgen. Blutgerinnsel bilden sich um 8 Uhr morgens am schnellsten. Der Blutdruck steigt ebenfalls am Morgen und bleibt bis in den späten Nachmittag hoch. Gegen 18 Uhr fängt er an zu sinken und erreicht seinen Tiefpunkt in der Nacht. Um die grundlegenden Hormon- und Herzkreislaufrhythmen des Körpers zu unterstützen, ist es am besten, wenn man früh ins Bett geht (vor 22 Uhr) und nicht später als die Sonne aufsteht (idealerweise um 6 Uhr).

[Wohl bemerkt: Diese Zeiten verändern sich saisonbedingt. Im Winter brauchen wir vielleicht etwas mehr Schlaf, im Sommer vielleicht etwas weniger.]

Eines des stärksten Hormone der *Zirbeldrüse* ist der Neurotransmitter *Melatonin*. Die Ausschüttung von Melatonin fängt zwischen 21.30 und 22.30 Uhr an (abhängig vom Alter) und verursacht Schläfrigkeit. Die Höchstwerte werden gegen 1–2 Uhr nachts erreicht, der Tiefstwert gegen Mittag. Die Zirbeldrüse ist verantwortlich für Fortpflanzung, Schlaf und Motorik, Blutdruck, Immunsystem, Hypophyse und Schilddrüse, Körpertemperatur, Zellwachstum und viele andere lebenswichtige Körperfunktionen. Diese hängen alle von einem regelmäßigen Melatoninzyklus ab, der durch spätes Zubettgehen oder Nachtarbeit gestört wird.

Das Gehirn synthetisiert auch *Serotonin*, einen wichtigen Neurotransmitter, der unser körperliches und emotionales Wohlbefinden steuert. Er beeinflusst Tag- und Nachtrhythmen, Sexualtrieb, Gedächtnis, Appetit, Impulsivität, Angst und auch Selbstmordtendenzen. Im Gegensatz zu Melatonin steigt der Serotoninwert im Laufe des Tages; Sport und Zucker stimulieren ihn ebenfalls. Wenn Sie morgens spät aufstehen, wird wegen des fehlenden Tageslichts der Serotoninwert während des Tages entsprechend niedrig ausfallen. Und da Melatonin ein Abbauprodukt von Serotonin ist, werden die Melatoninwerte während der Nacht ebenfalls tiefer sein.

Jede Abweichung von den circadianen Rhythmen verursacht ungewöhnliche Ausschüttungen der Gehirnhormone Melatonin und Serotonin. Dies wiederum stört die Biorhythmen, was das harmonische Zusammenspiel der gesamten Körperfunktionen, einschließlich des Stoffwechsels und des endokrinen Systems, aus dem Lot bringt. Auf einmal fühlt man sich "neben sich" und wird anfällig für eine ganze Reihe von Störungen, von einfachen Kopfschmerzen zu Depressionen oder zu einem voll ausgeprägten Tumor.

Die Produktion der Wachstumshormone, die bei Kindern das Wachstum fördern und bei Erwachsenen das Muskel- und Bindegewebe erhalten, hängt auch von einem korrekten Schlafzyklus ab. Im Schlaf wird die Hormonproduktion angeregt. Die stärkste Ausschüttung erfolgt gegen 23 Uhr, vorausgesetzt, Ihr Schlaf beginnt vor

22 Uhr. Dieser kurze Zeitraum entspricht dem traumlosen Schlaf und wird oft „Schönheitsschlaf" genannt, da der Körper sich in dieser Zeit reinigt und den Großteil seiner Reparatur- und Verjüngungsarbeit leistet. Wenn Sie unter Schlafmangel leiden, wird die Produktion der Wachstumshormone dramatisch sinken. Nachtarbeiter leiden öfter unter Schlafstörungen, Unfruchtbarkeit, Herzgefäßkrankheiten und Magenproblemen. Darüber hinaus ist während der Nacht die Leistung schwächer und die Unfallquote höher.

Natürliche Zeiten für Mahlzeiten

Ayurveda, die *Wissenschaft des Lebens*, hat schon vor Tausenden von Jahren erklärt, dass man zur Erhaltung des körperlichen und emotionalen Wohlbefindens die natürlichen Zeiten für Mahlzeiten einhalten sollte. Wie die meisten anderen Körperfunktionen unterliegt auch die Verdauung circadianen Rhythmen. Die Produktion von Galle und anderen Verdauungssäften ist mittags am höchsten und nachts am niedrigsten. Daher ist es besser, die Hauptmahlzeit um die Mittagszeit einzunehmen und zum Frühstück und Abendessen nur leichte Kost zu sich zu nehmen. Dann kann der Körper das Essen gut verdauen und die angemessenen Mengen an Nährstoffen resorbieren, die er für die korrekte Ausführung der Körperfunktionen braucht. Um die Produktion der Verdauungssäfte während des Mittagessens nicht zu stören, ist es am besten, wenn man das Frühstück nicht später als 8 Uhr zu sich nimmt. Das Abendessen wird am besten verdaut, wenn es nicht später als 18 oder 19 Uhr eingenommen wird.

Jede längerfristige Störung dieses Zyklus, sei es durch unregel-mäßige Essgewohnheiten oder dadurch, dass der Schwerpunkt auf das Abendessen und/oder das Frühstück gelegt wird, führt zu einer Ansammlung von unverdauter Nahrung und zu Verstopfungen in den Lymph- und Blutbahnen. Es stört auch unseren natürlichen Instinkt. Wäre dieser wirklich aktiv und völlig entwickelt, würden wir nur diejenigen Nahrungsmittel essen wollen, die unserem Körpertyp entsprechen, und würden diese auch nur dann essen, wenn wir sie am besten verdauen können. Eine der Hauptursachen von Gallensteinen ist die Anhäufung von ungenügend verdauter Nahrung im Darmtrakt.

Unregelmäßiges Essen oder die Einnahme von großen Mahlzeiten zu den Tageszeiten, zu denen der Körper nicht in der Lage ist, genügend Verdauungssäfte zu produzieren, verursacht im Körper mehr Schlacken, als er entfernen kann (s. auch Störungen des Verdauungssystems, Kapitel 1).

4. Diverse Ursachen

Stundenlanges Fernsehen

Wissenschaftliche Untersuchungen haben ergeben, dass fernsehen die Cholesterinproduktion im Körper dramatisch erhöhen kann. Cholesterin ist auch ein Stresshormon, das vermehrt während körperlicher oder mentaler Anstrengung ausgeschüttet wird. „Fernseh-Stress" ist vor allem bei Kindern verbreitet. Deren Cholesterinspiegel kann sich nach einigen Stunden fernsehen bis zu 300% erhöhen. Solch extreme Cholesterinausschüttungen verändern die Zusammensetzung der Galle, was zu Gallensteinen führt.

Dem Fernseher ausgesetzt zu sein, stellt für das Gehirn eine große Herausforderung dar. Es ist absolut nicht in der Lage, die Flut der einströmenden Stimuli zu verarbeiten, die aus der überwältigenden Anzahl sich schnell verändernder Bilder erzeugt wird, die jede Sekunde auf dem Bildschirm erscheinen. Der Stress und die Anstrengung, die daraus erfolgen, fordern ihren Tribut. Der Blutdruck erhöht sich, um vermehrt Sauerstoff, Glukose, Cholesterin, Vitamine und andere Nährstoffe im Körper und auch im Gehirn in Umlauf zu bringen. Diese werden rasch durch die schwere Gehirnarbeit aufgebraucht. Hinzu kommt noch die Anspannung, die einige Programme mit sich bringen - Gewalt, Spannung und der Krach von Pistolenschüssen, Autos, Geschrei, usw. -, worauf die Nebennieren mit Adrenalinstößen reagieren, um den Körper auf die "Flucht- oder Kampf-Reaktion" vorzubereiten. Diese Stressreaktion führt ihrerseits zur Verengung der großen und kleinen Blutgefäße im Körper, wodurch ein Mangel an Wasser, Zucker und anderen Nährstoffen in den Zellen entsteht.

Es können sich durch diese Reaktion verschiedene Symptome zeigen. Man kann sich müde fühlen, ermattet oder ausgelaugt, einen steifen Nacken oder steife Schultern haben, großen Durst verspüren, lethargisch oder depressiv werden oder sogar zu müde sein, um einzuschlafen zu können. Stress ist dafür bekannt, dass er die Cholesterinproduktion erhöht. Da Cholesterin der Hauptbestandteil von Stresshormonen ist, fordern stressbelastete Situationen große Mengen an Cholesterin, um diese Hormone zu produzieren. Um diesen Verlust an Cholesterin auszugleichen, beginnt die Leber ihre eigene Produktion dieser wertvollen Substanz zu erhöhen. Würde der Körper sich nicht darum bemühen, in Stresssituationen die Cholesterinproduktion zu erhöhen, hätten wir heute Millionen von "Fernsehtoten". Nichtsdestotrotz wird diese Reaktion auf Stress von Nebenwirkungen begleitet; eine davon ist die Bildung von Gallensteinen.

Mangel an sportlicher Betätigung kann auch zum Erstarren der Galle in den Gallengängen und dadurch zu Gallensteinen führen.

Emotionaler Stress

Ein stressvolles Leben kann die natürliche Flora (die Bakterien) der Galle verändern und somit zur Bildung von Gallensteinen in der Gallenblase beitragen. Einer der Umstände im Leben, die am meisten Stress verursachen, ist nicht genügend Zeit für sich selber zu haben. Wenn Sie für sich selber nicht genug Zeit haben, fühlen Sie sich unter Druck gesetzt. Ständiger Druck verursacht Frust und aus Frust entsteht mit der Zeit Wut. Wut ist ein Zeichen von ernsthaftem Stress. Sie hat eine sehr belastende Wirkung auf den Körper, wie es die Mengen an Adrenalin und Noradrenalin zeigen, die von den Nebennieren ins Blut ausgeschüttet werden. In extremen Stresssituationen oder bei großer Aufregung steigern diese Hormone die Frequenz und die Stärke des Herzschlags, erhöhen den Blutdruck und verengen die Blutgefäße in den Drüsen des Verdauungssystems. Darüber hinaus wird der Fluss der Verdauungssäfte einschließlich der Magensäure und der Galle eingeschränkt, das Durchschleusen und Resorbieren von Nahrung wird aufgehalten und die Ausscheidung von Urin und Stuhl verhindert. Wenn Nahrung nicht mehr richtig verdaut wird und große Mengen an Schlacken den Körper nicht mehr über die Ausscheidungsorgane verlassen können, leidet jeder Körperteil darunter, so auch die Leber und die Gallenblase. Diese verstopfende Auswirkung der Stressreaktion beansprucht die Zellen sehr und wird als emotionaler Schock empfunden. Chronischer Stress oder vielmehr die Unfähigkeit mit Stress umzugehen, wird heutzutage für 85-95% aller Erkrankungen verantwortlich gemacht. Generell spricht man in diesen Fällen von *psycho-somatischen Krankheiten*. Stressbedingte Verstopfungen und Verschlackungen bedürfen nicht nur einer tiefgreifenden Reinigung des Körpers durch Leber-, Darm- und Nierenspülungen, sondern auch entspannungsfördernder Maßnahmen.[10]

Während der Entspannung gelangen Körper, Geist und Gefühle in einen Zustand, der alle Körperfunktionen stärkt und stabilisiert: Verengte Blutgefäße weiten sich, Verdauungssäfte fließen, Hormone kommen ins Gleichgewicht und Schlacken werden leicht ausgeschieden. Daher sind die besten Gegenmittel für Stress und seine schädlichen Auswirkungen Entspannungsmethoden wie Meditation, Yoga, Zeit in der Natur verbringen, mit Kindern oder Haustieren spielen, Musik hören oder selber spielen, usw. Um mit dem schnellen Tempo des modernen Lebens fertig zu werden und dem Nervensystem genug Zeit zu geben, um sich zu erholen und sich von angestauten Anspannungen zu befreien, ist es äußerst wichtig, mindestens eine Stunde alleine - und am besten in Stille - zu verbringen.

Wenn Sie in Ihrem Leben stressvolle Phasen hatten oder gerade Schwierigkeiten haben, sich zu beruhigen oder zu entspannen, wird eine Leberreinigung Ihnen sehr gut tun. Gallensteine in der Leber zu haben, ist an und für sich schon eine ständige Stressursache für den Körper. Indem Sie diese Steine entfernen, werden Sie auf ganz natürliche Weise ruhig und entspannt werden. Ist Ihre Leber erst einmal gereinigt, so werden Sie vielleicht entdecken, dass Sie sich

---

[10] In seinem Buch *It's Time to Come Alive* stellt Andreas Moritz Entspannungs-methoden vor, die ohne grosse Anstrengung gelernt werden können.

über Situationen, andere Menschen oder sich selbst viel weniger ärgern oder aufregen, egal unter welchen Umständen.[11]

Herkömmliche Behandlungsmethoden bei Gallensteinen

Das Ziel herkömmlicher Behandlungsmethoden bei Gallensteinen ist entweder das Auflösen der Steine in der Gallenblase oder das operative Entfernen der Gallenblase. Diese Behandlungsmethoden haben jedoch keinen Einfluss auf die großen Mengen an Gallensteinen, die die Gallengänge der Leber verstopfen. Ich möchte an dieser Stelle betonen, dass bei jedem Menschen, der Gallensteine in der Gallenblase hat, sich noch erheblich mehr in der Leber befinden. Das Entfernen der Gallenblase oder ihrer Steine verbessert den Gallenfluss *nicht* wesentlich, da die Steine, die in den Gallengängen der Leber festsitzen, ihn weiterhin behindern. Selbst beim Entfernen der Gallenblase durch eine Operation bleibt die Situation für den Körper sehr problematisch. Da die Gallenpumpe (die Gallenblase) nicht mehr vorhanden ist, wird das Bisschen Galle, das die Leber produziert, in einem kontinuierlichen Tröpfeln freigesetzt. Dieser unkontrollierte Gallenfluss in den Darmtrakt verursacht weiterhin schwere Probleme mit der Verdauung und der Aufnahme von Nahrung, vor allem wenn sie Fett enthält. Die Folge ist eine immer größer werdende Menge an Schlacken, die sich im Darmtrakt und im Lymphsystem ansammelt. Die eingeschränkte Fähigkeit, Fette zu verdauen und zu resorbieren, stimuliert die Leberzellen, die Cholesterinproduktion zu erhöhen. Die Nebenwirkung dieses Notmanövers des Körpers ist die Bildung weiterer Gallensteine in den Gallengängen der Leber. Daher ist das Entfernen der Gallenblase keine Lösung, sondern vielmehr eine Ursache für weitere und schlimmere Komplikationen wie Krebs und Herzinfarkt.

Jede Behandlung der Gallenblase, wie entwickelt und raffiniert sie auch sein mag, kann nur als ein Tropfen im Ozean betrachtet werden,

---

[11] Für ein besseres Verständnis von Gefühlen und deren Hintergründe, und wie Sie sich von deren Begrenzungen befreien können, verweise ich auf das Buch des Autors *Lifting the Veil of Duality - Your Guide to Living without Judgment.*

da es das Hauptproblem, die Verstopfung der Gallengänge der Leber durch Hunderte oder Tausende von Gallensteinen verfehlt.

Die herkömmliche Medizin bietet drei Hauptansätze zur Behandlung von Gallensteinen:

1. *Auflösen der Gallensteine*

Für Patienten mit schwachen oder selten auftretenden Symptomen oder für diejenigen, die keine Operation wünschen, gibt es eine Reihe von Medikamenten, von denen behauptet wird, sie lösten Gallensteine auf. Auf den ersten Blick scheint es eine gute Idee, Gallensteine langsam mit gallensalzhaltigen Medikamenten aufzulösen (oral dissolution therapy). In Pillenform über einen Zeitraum von 12 Monaten verabreicht, können diese Medikamente die Cholesterinwerte in der Galle senken. Es gibt hierfür jedoch keine Garantie. Laut *British Medical Journal* hat der Einsatz von Gallensalzend eine Fehlerquote von bis zu 50%. Darüber hinaus werden bei vielen „erfolgreichen" Patienten nicht alle Gallensteine in der Gallenblase aufgelöst. Bei den wenigen, wo es der Fall ist, kann die Rückfallquote bis zu 50% betragen. Andere Mittel zur Gallensteinauflösung, wie *Methyl-tert-butyl-Ether,* haben gegenüber Gallensalzen keine Vorteile. Bleibt der Behandlungserfolg aus, kann eine Operation bevorstehen.

Unlängst wurden Auflösungsmittel über einen kleinen Katheder in der Haut direkt in die Gallenblase injiziert. Diese Methode ist effizienter in der Auflösung von Cholesterinsteinen, löst aber nicht das eigentliche Problem: die Ansammlung von Steinen in der Leber. Es gibt auch noch nicht genügend wissenschaftliche Untersuchungen, um die Nebenwirkungen dieser Methode zu ermitteln.

2. *Stoßwellen*

Eine andere Alternative zur Operation ist die *Lithotripsie*, eine Technik, bei der die Steine durch eine Reihe von Schallwellen zertrümmert werden. Laut einer 1993 in *The Lancet* veröffentlichten Studie hat diese Therapieform wesentliche Nachteile, da die Nieren geschädigt und der Blutdruck erhöht werden können. Diese beiden Nebenwirkungen können vermehrte Gallensteine in der Leber zur Folge haben (s. Störungen des Herzkreislaufs- und des Harnsystems, Kapitel 1).

Darüber hinaus kann diese Methode, in der die Gallensteine durch Schockwellen zerbröselt werden, toxische Gallensteinpartikel hinterlassen, die schnell zur Brutstätte für schädliche Bakterien und Parasiten und daher auch zu Entzündungsherden für den Körper werden können. Jüngere Studien haben belegt, dass die meisten Patienten bei einer solchen Behandlungsmethode unter inneren Blutungen gelitten haben, von kleinen Blutungen bis hin zu massiven Blutverlusten, die Bluttransfusionen nötig machten. Diese Methode hat auch eine hohe Rückfallquote.

3. Operation

Im Jahr 1991 ließen 600.000 Amerikaner ihre Gallenblase operativ entfernen. Seitdem steigt die Zahl stetig. Eine Gallenblasenoperation kostet zwischen 8.000 and 10.000 US-Dollar und dauert 30 bis 45 Minuten im *Laparoskopieverfahren*. Während die offene Gallenblasenoperation – die *Cholezystektomie* - noch oft bei Patienten mit häufigen oder starken Schmerzen oder mit einer langjährigen akuten *Cholezystitis* angewandt wird, ist inzwischen dic laparoskopische Cholezystectomie die bevorzugte chirurgische Methode. In der traditionellen Chirurgie wird die Gallenblase in einer offenen Operation durch einen Hautschnitt und unter Vollnarkose entfernt. Während einer laparoskopischen Cholezystectomie, auch "Schlüsseloch-Operation" genannt, wird die mit Steinen gefüllte Gallenblase durch einen kleinen Schnitt im Unterleib herausgezogen. Manchmal wird eine offene Cholezystectomie nötig, wenn die Schlüsselloch-Operation versagt. Mit der Schlüsselloch-Operation scheinen die Patienten sich schneller zu erholen, und oft verlassen sie nach einigen Tagen das Krankenhaus und nehmen ihre normalen Aktivitäten wieder auf. Seit ihrer Einführung hat diese relativ unkomplizierte Methode jedoch dazu geführt, dass viele Patienten sich unnötigerweise die Gallenblase haben entfernen lassen oder, eher gesagt, sich einiger anhaltender, unangenehmer Symptome befreit.

Abgesehen davon, dass die laparoskopische Chirurgie keinen Einfluss auf die auf Gallenblasenerkrankungen zurückzuführende Sterberate hat, ist sie dennoch nicht ohne Risiken. Laut dem U.S. National Institute of Health haben bis zu 10% der Patienten nach der Operation noch Gallensteine in den Gallengängen. (Wohl bemerkt: es handelt sich hier nicht um die Gallengänge der Leber). Laut der Mayo Health Oasis entstehen weitere Risiken durch Gallensteine, die in Bauchraum verloren gehen, durch Verklebungen im Unterleib und möglicherweise entzündliche *Endokarditis*. Und laut *New England Journal of Medicine* kann diese Methode Blutungen, Entzündungen des Pankreas - eine möglicherweise tödliche Komplikation - und Durchbohrungen des Duodenums zur Folge haben. Die Gallengänge können dadurch geschädigt oder verstopft werden und Galle kann in den Unterleib fließen, was eine möglicherweise schwere Entzündung verursachen kann. Ungefähr einer von hundert Patienten läuft das Risiko, an dieser Art von Operation zu sterben.

Die Anzahl der Schädigungen der Gallengänge hat sich seit Einführung der Schlüsselloch-Operationen dramatisch erhöht. In Ontario, Kanada, wo 86% aller Gallenblasenoperationen auf diese Weise durchgeführt werden, hat sich die Anzahl der Schädigungen der Gallengänge um 305% erhöht. Bei einer gewissen Anzahl Patienten haben sich Gallensteine im gemeinsamen Gallengang verklemmt (der Hauptgallengang, der zum Duodenum führt). In diesen Fällen hilft die Entfernung der Gallenblase nicht. Es wird ein flexibler Schlauch über den Mund bis zu dem Punkt geleitet, wo der gemeinsame Gallengang sich mit dem Duodenum verbindet. Während dieser Prozedur wird der Gallengang geweitet und die Steine werden in den Dünndarm geschoben. Leider bleiben viele der Steine im Dünn- und Dickdarm stecken und werden zu einer konstanten Quelle von Darmentzündungen oder ähnlichen Problemen.

Schlussfolgerung

Keine der oben aufgeführten Methoden befasst sich mit der *Ursache* von Gallensteinen. Sie tragen im Gegenteil nur dazu bei, die Verdauung und die Ausscheidungsprozesse des Körpers noch weiter zu stören. Die kurzfristige Erleichterung, die ein Patient empfinden mag, nachdem seine Gallenblase entfernt wurde, kann ihn zum Trugschluss führen, er sei geheilt. In Wirklichkeit aber kann die bestehende oder sogar verschlimmerte Behinderung der Gallenproduktion der Leber zu weit schwereren gesundheitlichen Problemen führen als nur einer Gallenblasenerkrankung.

Das folgende Kapitel beschreibt eine Methode, die schmerzfrei, sicher und effizient nicht nur die vereinzelten Gallensteine aus der Gallenblase entfernt, sondern auch - und das ist das Wichtigste - die Hunderte und Tausende von Steinen, die sich in der Leber gebildet haben. Leider haben Millionen von Menschen unnötigerweise wegen einer Leber- oder Gallenblasenerkrankung ihre Gallenblase oder gar ihre Leber verloren. Zum Glück gibt es eine einfache, risikofreie und billige Methode, die es jedem Menschen ermöglicht, die Gesundheit seiner Leber und seiner Gallenblase wiederherzustellen und in Zukunft Erkrankungen zu vermeiden.

Kapitel 4

Die Leber- und Gallenblasenreinigung

Die Leber und die Gallenblase von Gallensteinen zu reinigen, ist eines der wichtigsten und kraftvollsten Verfahren, um Ihre Gesundheit zu verbessern. Die Leberreinigung benötigt eine 6-tägige Vorbereitungszeit, die mit einer 16-20 Stunden langen Ausscheidungsphase, der eigentlichen Reinigung, beendet wird. Um die Gallensteine zu entfernen brauchen Sie:

Apfelsaft	6 Liter
Bittersalz *	4 Esslöffel in 720 ml Wasser aufgelöst
Olivenöl, kalt gepresst	120 ml
Frische Grapefruit (am besten sind die rosa-farbenen) oder frische Zitronen und Orangen **	Genug, um 180 ml Saft zu erhalten
2 Halbliter-Behälter, einer davon mit Deckel	

NB: * Glaubersalz (Natriumsulfat) weitet die Gallengänge nicht und ist daher kein Ersatz für Bittersalz (Magnesiumsulfat). In der Apotheke sind beide oft nur als gleich starke Abführmittel bekannt und werden für austauschbar gehalten.

** Wenn Ihnen Grapefruitsaft nicht bekommt oder Ihnen schlecht davon wird, können Sie auch die gleiche Menge je zur Hälfte frisch gepressten Zitronen- und Orangensaft nehmen. Die Wirkung ist die gleiche.

Vorbereitung

- **Trinken Sie 6 Tage lang täglich einen Liter Apfelsaft.** (Es kann auch mehr sein, wenn Sie es vertragen). Die Säure im Apfelsaft weicht die Gallensteine auf und vereinfacht dadurch das Ausscheiden durch die Gallengänge. Der Apfelsaft hat eine stark reinigende Wirkung. Bei empfindlichen Personen kann er in den ersten Tagen zu Blähungen oder in seltenen Fällen zu Durchfall führen. Der Durchfall besteht hauptsächlich aus in der Leber und in der Gallenblase aufgestauter Galle (erkennbar an der braun/gelben Farbe des Stuhls). Die durch den Apfelsaft verursachte Gärung weitet die Gallengänge. Sollte dies als unangenehm empfunden werden, können Sie den Apfelsaft mit Wasser verdünnen. Trinken Sie den Apfelsaft langsam über den Tag verteilt und zwischen den Mahlzeiten (vermeiden Sie, den Apfelsaft während, kurz vor und bis zu 2 Stunden nach den Mahlzeiten einzunehmen). Die Einnahme des Apfelsafts sollte zusätzlich zu Ihrer normalen täglichen Flüssigkeitszufuhr erfolgen. Wir empfehlen, biologischen Apfelsaft zu verwenden, obwohl jede Art von Apfelsaft für den Zweck der Leberreinigung die gleiche Wirksamkeit hat. Da Apfelsaft viel Säure enthält, die Ihre Zähne schädigen könnte, empfehlen wir, sich nach dem Trinken den Mund mit Natron-Wasser zu spülen und/oder sich mehrmals am Tag die Zähne zu putzen. [Sollten Sie eine Unverträglichkeit oder ein Allergie gegen Apfelsaft haben, verweisen wir auf die am Ende dieses Kapitels im Abschnitt *Haben Sie Schwierigkeiten mit der Leberreinigung?* aufgeführten Alternativen.]

- **Diät-Empfehlung:** Während der 6-tägigen Vorbereitungsphase ist es empfehlenswert, auf kalte oder gekühlte Nahrung oder Getränke zu verzichten. Die Kälte belastet die Leber und die Reinigung könnte dadurch weniger erfolgreich sein. Alle Nahrungsmittel oder Getränke sollten warm sein oder mindestens Raumtemperatur haben. Um die Leber zu entlasten und optimal für die Ausscheidung der Steine vorzubereiten, sind folgende Nahrungsmittel zu meiden: Lebensmittel tierischen Ursprungs, Milchprodukte und gebackene/frittierte Nahrung. Zudem sollte auf üppige Mahlzeiten und Alkohol verzichtet werden.

- **Die beste Zeit für eine Leberreinigung:** Die Haupt- und Endphase der Leberreinigung, also die eigentliche Ausscheidung der Gallensteine, erfolgt am besten an einem Wochenende, wenn Sie nicht unter Stress stehen. Es ist wichtig, dass Sie sich Zeit nehmen und sich viel Ruhe gönnen. Obwohl die Leberreinigung jederzeit durchgeführt werden kann, ist sie noch erfolgreicher, wenn sie in die Zeit des abnehmenden Mondes (zwischen Voll- und Neumond) fällt. Mit der 6-tägigen Vorbereitung kann daher 5-6 Tage vor dem Vollmond begonnen werden.

- **Wenn Sie Medikamente einnehmen:** Vermeiden Sie die Einnahme von Medikamenten, Nahrungsergänzungsmitteln und Vitaminen, die nicht unbedingt notwendig sind. Es ist wichtig, die Leber so weit wie möglich zu entlasten, um ihr optimale Bedingungen für die Reinigung zu ermöglichen.

- **Stellen Sie sicher, dass Sie den Darm vor und nach der Leberreinigung ebenfalls reinigen.** Ein regelmäßiger Stuhlgang bedeutet nicht, dass der Darm entschlackt ist. Eine Darmspülung während der Vorbereitungsphase oder am besten am 6. Tag hilft, ein eventuelles Unwohlsein oder ein Gefühl von Übelkeit (das während der Ausscheidung auftreten könnte) gering zu halten. Die Darmreinigung verhindert ein Zurückfließen der Ölmischung oder von Darmschlacken. Des weiteren unterstützt sie eine schnelle Ausscheidung der Gallensteine. Die Colon-Hydro-Therapie ist die schnellste und einfachste Methode, den Darm auf die Leberreinigung vorzubereiten. Sie können aber auch den Darm zu Hause mit einem Wassereinlauf reinigen (für Details s. *Halten Sie Ihren Darm sauber*, Kapitel 5)

- **Was am 6. Tag der Vorbereitung zu tun ist:** Wenn Sie am Morgen Hunger haben, dann essen Sie ein leichtes Frühstück, am besten Porridge (gekochter Haferbrei). Vermeiden Sie Zucker, Zuckerersatzstoffe, Gewürze, Milch, Butter, Öl, Yoghurt, Käse, Schinken, Eier, Nüsse, Gebäck, kalte Frühstücksflocken, etc. Früchte und Fruchtsäfte sind unbedenklich. Essen Sie zu Mittag gekochtes oder gedünstetes Gemüse mit weißem Reis (am besten

Basmati-Reis) und verwenden Sie zum Würzen nur etwas unraffiniertes Meersalz. Um es nochmals klar auszudrücken: Um ein Unwohlsein während der Ausscheidung zu vermeiden, essen Sie keine Proteine oder Fette (Butter, Öl). Essen und trinken Sie (außer Wasser) nach 14:00 Uhr nichts mehr, sonst könnte es sein, dass Sie keine Gallensteine ausscheiden! Halten Sie sich an die nachfolgenden Zeiten, um eine erfolgreiche Ausscheidung zu erzielen.

Die eigentliche Reinigung (Ausscheidung)

Am Abend des 6. Tages

18:00 Uhr: Lösen Sie vier Esslöffel Bittersalz (Magnesium-Sulfat) in 720ml Quellwasser (kohlensäurefreies Mineralwasser) auf. Diese Menge reicht für 4 Einnahmen von je einem ¾ Glass (180ml). Trinken Sie jetzt die erste Portion (180ml). Sie können nach der Einnahme einige Schlucke Wasser nehmen, um den bitteren Geschmack wegzuspülen, oder der Mischung einige Spritzer Zitronensaft zufügen, um den Geschmack zu verbessern. Manche Leute trinken die Mischung mit einem Strohhalm, um die Geschmacksnerven auf der Zunge zu umgehen. Sie können sich nach der Einnahme auch die Zähne putzen oder den Mund mit Natron-Wasser spülen. Die Hauptwirkung des Bittersalzes ist es, die Gallengänge zu weiten, um eine sanfte Ausscheidung der Gallensteine zu ermöglichen. Zudem reinigt es den Darm und verhindert, dass die Ausscheidung der Gallensteine dort behindert wird. [Sollten Sie auf Bittersalz allergisch sein, oder es einfach nicht "herunter kriegen", können Sie die nächstbeste Wahl - Magnesiumzitrat - in gleichen Mengen nehmen.]

20:00 Uhr: Trinken Sie die zweite Portion (180ml) der Bittersalzmischung.

21:30 Uhr: Wenn Sie bis jetzt keinen Stuhlgang hatten und in den letzten 24 Stunden keine Darmspülung durchgeführt haben, machen

Sie nun einen Wassereinlauf (der Einlauf sollte mindestens einen Liter beinhalten). So sollten Sie Ihren Darm frei machen können.[12]

21:45 Uhr: Waschen Sie die Grapefruits (oder Zitronen und Orangen) gründlich. Pressen Sie den Saft von Hand und entfernen Sie das Fruchtfleisch. Sie brauchen ein ¾ Glass (180 ml) Saft. Mischen Sie den Saft mit dem Olivenöl (120 ml oder ein ½ Glass) am besten in einen Schüttelbehälter mit Deckel. Schütteln Sie die Mischung kräftig durch, ca. 20 Mal oder bis die Mischung wässrig ist. Idealerweise sollten Sie die Mischung um 22:00 Uhr trinken. Sollten Sie das Gefühl haben, dass Sie noch einige Male zur Toilette gehen müssen, können Sie die Einnahme bis maximal 10 Minuten verzögern.

22:00 Uhr: Stehen Sie neben Ihrem Bett, sitzen Sie nicht. Trinken Sie jetzt die Ölmischung im Stehen, wenn möglich auf einem Mal. Auch hier kann man die Mischung mit einem Strohhalm trinken, um den Geschmack zu umgehen. Wenn nötig, nehmen Sie etwas Honig zwischen den Schlucken, um die Mischung besser herunter zu kriegen. Die meisten Menschen haben jedoch keine Probleme, alles auf einmal zu trinken. Die Einnahme der Mischung sollte nicht länger als 5 Minuten dauern (nur ältere oder schwache Menschen können sich etwas mehr Zeit lassen).

LEGEN SIE SICH SOFORT HIN! Dies ist äußerst wichtig, um die Gallensteine ausscheiden zu können! Löschen Sie das Licht und legen Sie sich mit erhöhtem Oberkörper (mit 1-2 Kissen aufgestützt) auf den Rücken. Ihr Kopf sollte höher liegen als Ihr Bauch. Sollte dies unbequem sein, legen Sie sich auf die rechte Seite und ziehen Sie die Knie Richtung Kopf. **Bleiben Sie mindestens 20 Minuten lang völlig still liegen! Bewegen Sie sich nicht und versuchen Sie, nicht zu reden!** Konzentrieren Sie sich auf Ihre Leber. Vielleicht können Sie sogar die Steine fühlen, die wie Murmeln die Gallengänge entlang purzeln. Sie werden keine Schmerzen haben, da das Magnesium im

---

[12] Für ausführliche Details über Einläufe, siehe das Buch vom Autor *Timeless Secrets of Health and Rejuvenation.*

Bittersalz die Gallengänge weitet und entspannt, und die mit den Steinen ausgeschiedene Galle wie ein Gleitmittel wirkt (dies ist ein wesentlicher Unterschied zu einer Gallenkolik, wo kein Bittersalz und keine Galle vorhanden sind). Schlafen Sie, wenn Sie können.

Sollten Sie in der Nacht das Bedürfnis haben, zur Toilette zu gehen, tun Sie das. Überprüfen Sie, ob schon kleine Gallensteinen (erbsengrün oder lehmfarben) auf der Wasseroberfläche schwimmen. Es kann sein, dass Ihnen während der Nacht und/oder am Morgen etwas schlecht wird. Dies ist auf das starke und plötzliche Ausscheiden der Gallensteine und Schlacken aus der Leber und der Gallenblase zurückzuführen, welches die Ölmischung zurück in den Magen schiebt. Die Übelkeit wird mit dem Fortschreiten des Morgens nachlassen.

Am nächsten Morgen

06:00-06:30 Uhr: Nach dem Aufwachen, aber nicht vor 06:00 Uhr, trinken Sie Ihre 3. Portion Bittersalz (180 ml) (Sind Sie sehr durstig, trinken Sie ein Glas warmes Wasser vor dem Bittersalz). Ruhen Sie sich aus, lesen oder meditieren Sie. Wenn Sie sehr müde sind, können Sie weiter schlafen, obwohl eine aufrechte Körperhaltung wünschenswert wäre. Die meisten Menschen fühlen sich wohl und bevorzugen es, leichte Gymnastikübungen zu machen, wie z.B. Yoga.

08:00-08:30 Uhr: Trinken Sie jetzt ihre 4. und letzte Portion Bittersalz (180ml.)

10:00-10:30 Uhr: Sie können jetzt einen frisch gepressten Fruchtsaft trinken. Eine halbe Stunde später können Sie ein bis zwei Stücke Obst essen. Eine weitere Stunde später können Sie eine leichte Mahlzeit zu sich nehmen. Am Abend, spätestens am nächsten Morgen sollten, Sie wohlauf sein und die ersten Anzeichen der Verbesserung spüren. Essen Sie während der folgenden Tage nur leichte Kost. Vergessen Sie nicht, dass Ihre Leber und Ihre Gallenblase eine schwere Operation hinter sich haben, jedoch ohne schädliche Nebenwirkungen.

Die Ergebnisse, die Sie erwarten können

Während des Vormittags und vielleicht auch des Nachmittags nach der Reinigung werden Sie einige Male wässrigen Stuhlgang haben. Anfangs handelt es sich um mit Nahrungsresten vermischte Gallensteine, dann nur noch um Steine und Wasser. Die meisten Gallensteine sind erbsengrün und schwimmen auf der Wasseroberfläche, da sie sich aus Gallenbestandteilen zusammensetzen (**s. Abb. 13a**). Die Steine haben verschiedene Grün-Schattierungen, können eine kräftige Farbe haben und wie Juwelen glänzen. Nur Galle aus der Leber gibt diese grüne Farbe.

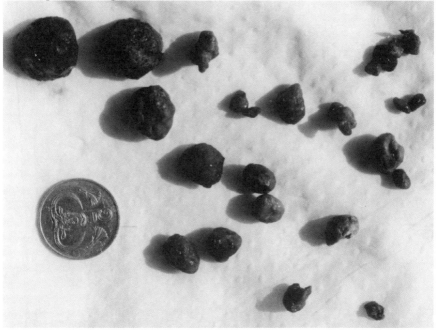

Abbildung 13a: Grüne Gallensteine

Gallensteine gibt es in allen Größen, Farben und Formen. Die leichten Farben sind die jüngsten. Schwärzliche Steine sind alt. Einige haben die Größe einer Erbse oder sind kleiner, andere wiederum können zwei bis drei Zentimeter Durchmesser haben. Es können Dutzende und manchmal Tausende Steine (verschiedener Größen und Formen) auf einmal ausgespült werden (**s. Abb. 13b**).

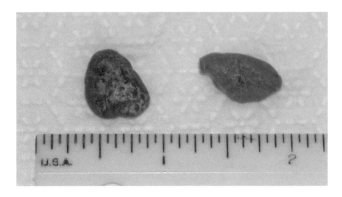

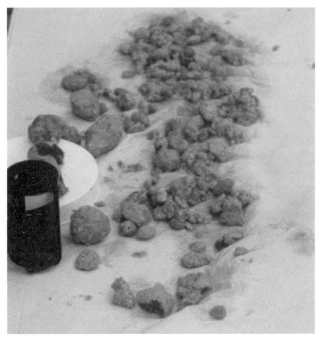

Abbildung 13b: Verschiedene Typen von Gallensteinen

Suchen Sie auch nach gelb-braunen und weißen Steinen. Einige der größeren gelb-braunen und weißen Steine können mit dem Stuhl nach unten sinken. Es handelt sich um verkalkte Gallensteine aus der Gallenblase, die schwere toxische Substanzen beinhalten und einen geringen Cholesterinanteil haben (**s. Abb. 13c**). Alle grünen und gelben Steine sind dank dem Apfelsaft weich wie Knetmasse.

Es kann auch sein, dass Sie in der Toilette eine Schicht weißer oder gelber Spreu oder „Schaum" auf der Wasseroberfläche finden. Dieser Schaum besteht aus Millionen kleiner scharfkantiger Cholesterinkristalle, die leicht einen kleineren Gallengang aufschlitzen können. Es ist ebenfalls sehr wichtig, diese Kristalle auszuscheiden.

Versuchen Sie, die Anzahl der ausgeschiedenen Steine grob zu schätzen. Um dauerhaft Schleimbeutelentzündungen, Allergien, Rückenschmerzen, und andere Gesundheitsprobleme zu heilen und neuen Erkrankungen vorzubeugen, müssen Sie **alle** Steine entfernen. Dafür können mindestens sechs Reinigungen nötig sein, die in einem Rhythmus von 2-3 Wochen bis einmal monatlich durchgeführt werden können (Reinigungen sollten nicht öfter als angegeben durchgeführt werden). Wenn Sie die Reinigungen nicht in solch regelmäßigen Abständen durchführen können, ist es nicht schlimm, wenn Sie sich zwischendurch mehr Zeit nehmen. Es ist jedoch wichtig, dass Sie den angefangenen Prozess der Leberreinigung weiter durchführen, bis Sie an zwei aufeinander folgenden Reinigungen keine Steine mehr ausscheiden. Die Leber über längere Zeit (drei oder vier Monate) halb gereinigt lassen, kann unter Umständen mehr Unwohlsein bereiten, als sie gar nicht zu reinigen.

Die Leber wird bald nach der Reinigung besser funktionieren und Sie werden plötzliche Verbesserungen bemerken können, manchmal binnen einiger Stunden. Schmerzen lassen nach, Energie kommt zurück und der Geist wird klar.

Nicht desto trotz werden binnen weniger Tage die Steine von den hinteren Teilen der Leber nach vorne wandern, was einige der Symptome wieder zurück bringen wird. Es kann sogar sein, dass Sie enttäuscht sind, dass die Erleichterung scheinbar von so kurzer Dauer war. Doch dies ist ein deutliches Zeichen dafür, dass noch Steine vorhanden sind, die nur darauf warten, mit der nächsten Reinigung ausgespült zu werden. Doch die Reparatur- und Reinigungsfähigkeit der Leber wird sich schon dramatisch verbessert haben und dadurch wird dieses Organ schon viel effektiver arbeiten können.

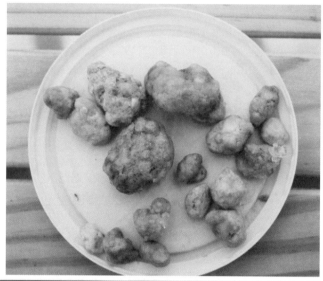

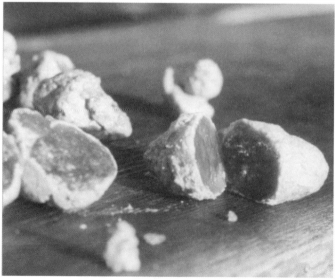

Abbildungen 13c: Verkalkte und halb-verkalkte Gallensteine (halbiert)

Solange noch einige kleine Steine vorhanden sind, die aus den tausenden kleinen Gallengängen in die hunderte größeren wandern, können sie sich aneinanderklumpen und größere Steine bilden, welche die vorher gespürten Symptome, wie Rücken-, Kopf- und Ohrenschmerzen, Verdauungsschwierigkeiten, Blähungen, Wut, Reizbarkeit usw. wieder hervorrufen, jedoch in abgemilderter Form. Wenn eine erneute Reinigung keine Steine mehr zum Vorschein bringt, was normalerweise nach 6-8 Mal der Fall ist (in schlimmen Fällen sind mehr als 10-12 Reinigungen nötig), können Sie davon ausgehen, dass Ihre Leber gesund ist. Es wird jedoch empfohlen, alle sechs Monate eine Reinigung durchzuführen. Jede Reinigung wird der Leber einen weiteren Energieschub geben und die sich mittlerweile angesammelten Toxine entfernen. **Hinweis:** Führen Sie nie eine Leberreinigung durch, wenn Sie an einer akuten Krankheit leiden, sei es auch „nur" ein kleiner Schnupfen. Leiden Sie aber an einer chronischen Erkrankung, dann ist eine Leberreinigung vielleicht das Beste, was Sie für sich tun können.

Wichtiger Hinweis! Bitte aufmerksam lesen:

Die Leberreinigung ist eine der wertvollsten und effizientesten Methoden, Ihre Gesundheit wieder herzustellen. Die Methode ist mit keinen Risiken verbunden, wenn die Anleitung strickt eingehalten wird. Bitte beachten Sie die folgenden Informationen. Es gibt viele Menschen, die eine Leberreinigung durchgeführt haben, auf der Basis von Anleitungen, die sie über Freunde oder das Internet erhalten haben, und die dadurch unnötige Komplikationen erfahren mussten. Sie hatten keine ausreichenden Informationen über die Reinigung und wie sie funktioniert, und dachten nur, es reiche, die Steine aus der Leber und der Gallenblase herauszuspülen.

Es ist durchaus möglich, dass beim Ausscheiden einige Gallensteine im Darm stecken bleiben. Sie können leicht mit einer Darmspülung (Colon-Hydro-Anwendung) oder einem Einlauf entfernt werden. Dies sollte idealerweise am 2. oder 3. Tag nach der Reinigung erfolgen. Werden diese Steine nicht entfernt, kann es zu Entzündungen, Infektionen, Kopf- oder Bauchschmerzen, Schilddrüsenproblemen usw. kommen. Diese Steine können auf Dauer zu einem Vergiftungsherd werden. Wenn es in Ihrer Nähe keinen Colon-Hydro-Therapeuten gibt, können Sie einen Kaffeeeinlauf, gefolgt von einem Wassereinlauf machen. Damit ist jedoch nicht sichergestellt, dass alle Steine entfernt worden sind. Es gibt keine wirkliche Alternative zur Colon-Hydro-Therapie. Dennoch ist ein Einlauf das beste nach einer professionellen Colon-Hydro-Anwendung. Wenn Sie diese nicht durchführen lassen können, mischen Sie einen gestrichenen Teelöffel Bittersalz in ein Glass warmes Wasser und trinken Sie es am Morgen des Tages an dem Sie den Einlauf machen wollen. [Für Zubehör und Video-Anleitungen zum Einlauf, s. *Bezugsquellen* am Ende des Buches].

Darm- und Nierenreinigung sind wichtig: Auch wenn die Leberreinigung an sich erstaunliche Ergebnisse liefern kann, sollte sie idealerweise *nach* einer Darm- und Nierenreinigung (in dieser Reihenfolge) durchgeführt werden. Die Darmreinigung (s. Abschnitt Vorbereitung) stellt sicher, dass die Gallensteine schnell aus dem Darm ausgeschieden werden. Die Nierenreinigung stellt sicher, dass die während der Leberreinigung freigesetzten Toxine diese wichtigen Ausscheidungsorgane nicht über Gebühr belasten. Sollten Sie jedoch niemals Nierenprobleme, Nierensteine, Blasenentzündungen, usw. gehabt haben, können Sie beruhigt die Reinigungen in der Reihenfolge *Darm-Leber-Darm* durchführen. Machen Sie aber danach eine Nierenreinigung. Es sollte spätestens nach der 2. oder 3. Leberreinigung eine Nierenreinigung erfolgen, und dann noch eine, wenn die Leber völlig sauber ist (s. auch *Die Nierenreinigung* in Kapitel 5). Alternativ können Sie nach jeder Leberreinigung 2-3 Tage lang eine Tasse Nierentee trinken (s. *Rezept für Nierentee*). Folgen Sie der gleichen Anleitung wie der für die eigentliche Nierenreinigung.

Menschen, deren Darm schwer verstopft ist, oder die schon lange unter Verstopfung leiden, sollten in Erwägung ziehen, 2-3 Darmreinigungen durchzuführen, bevor sie die erste Leberreinigung planen. Und um es nochmals klar auszudrücken: es ist sehr wichtig, dass Sie Ihren Darm binnen drei Tagen nach jeder Leberreinigung spülen. Die Gallensteine aus der Leber und der Galleblase können zusammen mit anderen Toxinen im Darm zurückbleiben. Es ist für Ihre Gesundheit unabdingbar, diese zu entfernen.

Haben Sie Schwierigkeiten mit der Leber-Reinigung?

Unverträglichkeit gegenüber Apfelsaft

Sollten Sie Apfelsaft (oder Äpfel) aus irgend einem Grund nicht vertragen, können Sie folgende Kräuter nehmen: *Gold Coin Grass* und *Bupleurum*. Diese Kräuter werden als Tinktur angeboten und als *Gold Coin Grass* (GCG), 250 ml verkauft (s. *Produktinformationen* am Ende des Buches).

Apfelsäure ist ein sehr effizientes Mittel, um stagnierende Galle aufzulösen und Steine weich zu machen. (s. folgende Details über *Apfelsäure*). Cranberrysaft enthält auch Apfelsäure und kann anstelle von Apfelsaft genommen werden (s. unten).

Die o.g. Kräuter haben auch eine weichmachende Wirkung auf Gallensteine und können in der Vorbereitung zur Leberreinigung benutzt werden, doch über einen längeren Zeitraum als Apfel- oder Cranberrysaft. Die korrekte Dosierung für die Kräutertinktur ist ein Esslöffel (ca.15 ml) einmal täglich auf nüchternen Magen, etwa 30 Minuten vor dem Frühstück. Sie sollte 8-9 Tage lang vor dem eigentlichen Ausscheidungstag der Leberreinigung eingenommen werden.

Unverträglichkeit gegenüber Bittersalz

Sollten Sie auf Bittersalz allergisch sein, oder es einfach nicht vertragen, können Sie Magnesiumzitrat verwenden (es ist aber nicht so wirkungsvoll wie Bittersalz). Magnesiumzitrat gibt es in den meisten Apotheken.

Unverträglichkeit gegenüber Olivenöl

Sollten Sie auf Olivenöl allergisch sein, oder es nicht vertragen, können sie Macadamianussöl, kaltgepresstes Sonnenblumenöl oder

123

andere kaltgepresste Öle benutzen (außer Rapsöl!). Ich möchte darauf hinweisen, dass kaltgepresstes Olivenöl ("Extra Virgine") das wirkungsvollste Öl für die Leberreinigung zu sein scheint.

Sie leiden unter einer Gallenblasenerkrankung oder haben keine Gallenblase mehr

Wenn Sie unter einer Gallenblasenerkrankung leiden, oder wenn Ihre Gallenblase schon entfernt worden ist, kann es sein, dass Sie Cranberrysaft oder die Gold-Coin-Grass-Kräutertinktur 2-3 Wochen lang (ca. eine Flasche der Tinktur) vor der Leberreinigung einnehmen müssen. Für ausführliche Details, siehe den vorangehenden und die folgenden Abschnitte.

Eine allgemeine Empfehlung wäre, einen Gallenzusatz zu nehmen. Ohne Gallenblase werden Sie vielleicht nie mehr eine aus-reichende Menge an Galle produzieren können, um Nahrung richtig zu verdauen. Fragen Sie Ihren Arzt, welches Produkt für Sie am empfehlenswertesten wäre.

Wer Apfelsaft nicht trinken sollte

Es gibt Menschen, die Schwierigkeiten haben, die für die Leber-reinigung benötigten Mengen Apfelsaft zu trinken. Es sind meistens Menschen, die unter Diabetes, Hypoglykämie, Hefepilzinfektionen (Candida), Krebs und Magengeschwüren leiden.

In all diesen Fällen kann Apfelsäure in Puderform verwendet werden. Die Vorbereitungsphase ist die gleiche, der tägliche Liter Apfelsaft wird lediglich durch ½-1 Teelöffel Apfelsäure vermischt mit 2-4 Gläsern Wasser (Raumtemperatur) ersetzt. Trinken Sie diese Mischung in kleinen Schlucken über den Tag verteilt. Lebens-mittelechte Apfelsäure (ohne Magnesium oder andere Bestandteile) ist sehr billig und kann übers Internet oder in manchen Reformhäusern gekauft werden. Alle Weinkellereien benutzen Apfelsäure, um Wein zu produzieren (s. *Produktinformationen* am Ende des Buches).

Cranberrysaft beinhaltet ebenfalls viel Apfelsäure und kann in der Vorbereitungsphase getrunken werden (1/3 Saft mit 2/3 Wasser vermischt, 3-4 Mal täglich 6 Tage lang). Er kann auch mit Apfelsaft kombiniert werden. Die Ergebnisse werden noch besser, wenn etwas Cranberrysaft täglich während 2 bis 3 Wochen vor der Leberreinigung getrunken wird.

Eine weitere Alternative ist Gold Coin Grass. Die Anleitung ist die gleiche wie bei der Unverträglichkeit gegenüber Apfelsaft. Sie können für eine Lebereinigung Apfelsäure und Cranberrysaft probieren und bei der nächsten die Kräutertinktur einnehmen und sehen, was bei Ihnen besser funktioniert

Eine vierte Alternative wäre Apfelessig: mischen Sie 1-2 Esslöffel Essig in ein Glas Wasser und trinken Sie vier davon am Tag, 6 Tage lang.

Die Leberreinigung hatte nicht den erhofften Erfolg.

In manchen seltenen Fällen hatte die Leberreinigung nicht den erhofften Erfolg. Im Folgenden finden Sie die Hauptgründe und die Lösung für diese Schwierigkeiten:

1. Es ist wahrscheinlich, dass Ihre Lebergallengänge so verstopft sind, dass der Apfelsaft die Gallensteine wegen ihrer extrem dichten Struktur im ersten Durchgang nicht aufweichen konnte. Bei manchen Personen kommen die Steine erst nach der 2. oder 3. Lebereinigung zum Vorschein.

Chanca Piedra, auch als "Steinbrecher" bekannt, kann zu einer effizienteren Ausscheidung der Steine aus Leber und Gallenblase verhelfen, vor allem, wenn Sie verkalkte Steine in der Gallenblase haben. Nehmen Sie vor der nächsten Reinigung 20 Tropfen Chanca-Piedra-Extrakt (s. *Produktinformationen* am Ende des Buches) in einem Glas Wasser, dreimal täglich mindestens 2-3 Wochen lang.

Eine gute Methode, um die Leber und die Gallenblase während der Leberreinigung zu unterstützen und die Ausscheidung von zusätzlichen Steinen zu fördern, ist ein Stück Flanell in warmen Apfelessig zu tränken und es während des 20-30-minütigen Stillliegens als Wickel auf die Leber/Gallenblase zu legen.

Die Kräuter *Chinesischer Enzian* (*Chinese Gentian)* und *Bupleurum* tragen dazu bei, die durch Gallensteine verursachte Verstopfung der Leber aufzuheben und dadurch eine erfolgreiche Reinigung vorzubereiten. Diese Kräuter werden als Tinktur angeboten und sind allgemein als Chinesischer Bitter (Chinese Bitters) bekannt (s. *Produktinformationen* am Ende des Buches). Die korrekte Dosierung für diese Kräutertinktur ist ½ bis 1 Teelöffel (ca. 5ml) einmal täglich auf nüchternen Magen etwa 30 Minuten vor dem Frühstück. Sie sollte 3 Wochen lang vor der Vorbereitungsphase (mit Apfelsaft oder den oben aufgeführten Alternativen) eingenommen werden.

Jegliche mögliche unangenehme Entschlackungsreaktion sollte binnen 3-6 Tagen verschwinden. Sie kann gelindert werden, indem man einfach heißes, ionisiertes Wasser trinkt (s. *Gallensteine verhindern: Eine einfache Anleitung)* und den Darm sauber hält.

Eine weitere Methode besteht darin, drei Esslöffel puren, ungezuckerten Zitronensaft 15-30 Minuten vor dem Frühstück einzunehmen. Dadurch wird die Gallenblase stimuliert und auf eine erfolgreiche Leberreinigung vorbereitet.

2. Es könnte sein, dass Sie die Anleitung nicht korrekt befolgt haben. Eines der Elemente auszulassen oder die Mengen bzw. Zeiten zu verändern, reicht aus, um die Reinigung weniger wirkungsvoll zu machen. Bei relativ vielen Menschen funktioniert die Leber-reinigung gar nicht, wenn sie nicht vorher den Dickdarm gereinigt haben. Die angesammelten Schlacken und Gase verhindern eine angemessene Ausschüttung von Galle und machen den Weg für die Ölmischung im Magen-Darm-Trakt sehr beschwerlich. Die beste Zeit für eine Colon-Hydro-Anwendung oder einer der Alternativen dazu ist am Tag der eigentlichen Ausscheidung (6.Tag).

Kopfschmerzen oder Übelkeit in den Tagen nach der Leberreinigung

In den meisten Fällen bedeutet dies, dass die Anleitung nicht genau befolgt wurde (s. Abschnitt oben). In seltenen Fällen kann es aber sein, dass selbst nach der Reinigung noch Steine aus der Leber freigesetzt werden. Die Toxine, die diese Steine begleiten, können in den Herz-Kreislauf gelangen und Übelkeit verursachen. Dann ist es angebracht, nach der Reinigung ein halbes Glas Apfelsaft sieben Tage lang zu trinken oder so lange wie die Übelkeit anhält. Trinken Sie den Apfelsaft mindestens 30 Minuten vor dem Frühstück. Darüber hinaus ist eine weitere Darmspülung angesagt, um Steine, die etwas später zum Vorschein kommen, zu entfernen. Eine Gewebereinigung (ionisiertes Wasser), wie oben erörtert, hilft auch, die Schlacken aus dem Körper auszuspülen. Wenn Sie ein kleines Stück frischen Ingwer in die Thermoskanne geben, wird das ionisierte Wasser schnell die Übelkeit beseitigen. 2-3 Tassen Kamillentee pro Tag sind auch hilfreich. Kamille wird als guter „Steinbrecher" betrachtet.

Übelkeit während der Reinigung

Wenn Sie die Anleitung in diesem Buch genau beachtet haben, dann machen Sie sich keine Sorgen, wenn Sie sich während der Reinigung schlecht fühlen. Auch wenn es selten vorkommt, kann es passieren, dass man sich während der Nacht übergeben muss oder von Übelkeit befallen wird. Es wird dadurch verursacht, dass die Gallenblase die Galle und die Gallensteine mit solch einer Wucht freisetzt, dass die Ölmischung wieder in den Magen zurück gedrückt wird, was zu Übelkeit führt. In solch einem Fall, kann es sogar sein, dass Sie das Freisetzen der Steine, nicht als einen stechenden Schmerz, sondern als ein sanftes Zusammenziehen spüren.

Im Laufe meiner 12 Leberreinigungen hatte ich eine schlimme Nacht. Ich habe viel von der Ölmischung wieder erbrochen, doch die Reinigung war so erfolgreich wie die anderen auch (das Öl hatte seine Arbeit schon getan, nämlich das Freisetzen der Gallensteine auszulösen). Sollte Ihnen so etwas auch widerfahren, denken Sie daran, dass es sich nur um eine unangenehme Nacht handelt. Sich von einer konventionellen Gallenblasenoperation zu erholen, dauert viele von Schmerzen und Leiden begleitete Monate, während das Narbengewebe heilt.

Kapitel 5

Gallensteine verhindern: Eine einfache Anleitung

1. Reinigen Sie zweimal im Jahr Ihre Leber

Nachdem Sie alle Gallensteine dank einer Reihe von Reinigungen entfernt haben, ist es trotzdem empfehlenswert, zweimal im Jahr eine Leberreinigung durchzuführen. Das beste Datum für eine Leberreinigung ist eine Woche vor einem Jahreszeitenwechsel. Fangen Sie mit der Vorbereitung um den 15. März, den 15. Juni, den 15. September oder den 15. Dezember an, so dass der eigentliche Ausscheidungstag auf eine Tag-und-Nacht-Gleiche oder eine Sonnenwende fällt. Wiederholen Sie dies nach 6 Monaten.

Während der 10 Tage vor oder nach einem Jahreszeitenwechsel ist das Immunsystem allgemein geschwächt und man erkältet sich leicht. Es ist auch die Jahreszeit, in der sich Gallensteine in der Leber und in der Gallenblase tendenziell vermehren und größer werden.

2. Halten Sie Ihren Darm sauber

Ein geschwächter, gereizter und verstopfter Dickdarm ist eine Brutstätte für Bakterien, die eigentlich nur ihre Arbeit tun. Das heißt, sie bauen vermeintlich schädliche Schlacken ab. Eine Nebenwirkung dieser lebenserhaltenden Maßnahme ist jedoch das Freisetzen von Toxinen. Einige dieser Toxine gelangen in das Blut und auf diesem Weg direkt in die Leber. Die ständige Auseinandersetzung mit diesen Toxinen schwächt die Leberzellen und vermindert die Gallenproduktion, was die Verdauungsfunktionen noch mehr behindert.

Ist unsere Nahrung sehr raffiniert und hat sie die meisten ihrer natürlichen Nähr- und Ballaststoffe verloren, hat der Darm es schwer, den Nahrungsbrei oder Chymus zu befördern. Verarbeitete Nahrung tendiert dazu, einen trockenen, harten oder klebrigen Chymus zu verursachen. Die Muskeln um den Dickdarm herum können leicht einen ballaststoffreichen, voluminösen Chymus vorandrücken, aber tun sich schwer mit einem ballaststoffarmen, zähen und klebrigen Chymus. Wenn Chymus zu lange im Darm verweilt, wird er hart und trocken. Wäre dies das einzige, was passiert - Chymus wird zu hartem, trockenen Stuhl - müssten wir uns nur über Obstipation Sorgen machen (worunter Millionen von Amerikanern leiden). Doch es kommt noch schlimmer. Nachdem der Chymus/Stuhl sich an den Wänden des Dickdarms festgeklebt hat, beginnt er mehrere Dinge zu tun, unter anderem:

1. Er beginnt zu fermentieren, zu verfaulen und zu verhärten, und wird so zu einer Brutstätte für Parasiten und Pathogene (Krankheitserreger) und ein Reservoir für toxische chemische Stoffe, die das Blut und die Lymphe und daher den gesamten Körper vergiften.
2. Er bildet eine Schranke, die den Dickdarm daran hindert, Nährstoffe aus dem Chymus zu resorbieren.
3. Er behindert die Bewegungen der Darmwände und verhindert dadurch das rhythmische Zusammenziehen des Dickdarms, das den Stuhl vorwärts befördert. Wie gut könnten Sie Ihre Arbeit verrichten, wenn Sie von einer dicken Schicht Schlamm bedeckt wären? Im folgenden sind einige Symptome einer solchen Dickdarmfehlfunktion aufgelistet:

   o Schmerzen im unteren Rücken
   o Schmerzen im Nacken und in den Schultern
   o Hautprobleme
   o Konzentrationsschwäche
   o Müdigkeit
   o Trägheit
   o Schnupfen und Grippe
   o Obstipation oder Diarrhö
   o Verdauungsprobleme
   o Blähungen
   o Aufgeschwollener Unterleib
   o Morbus Crohn

- Colitis Ulcerosa
- Colitis/Reizkolon
- Divertikulitis/Divertikulose
- "Leaky Gut" Syndrom (Durchlässigkeit der Darmwand für Toxine)
- Schmerzen im Unterleib (vor allem links)

Der Dickdarm resorbiert Mineralsalze und Wasser. Wenn die Wände des Dickdarms mit klebrigem Stuhl beschichtet sind, können die Mineralssalze (wie auch manche Vitamine) nicht mehr resorbiert und aufgenommen werden. Wenn dies der Fall ist, wird es zu Mangelerkrankungen kommen, egal wie viele Nahrungsergänzungsmittel Sie einnehmen. Viele Erkrankungen werden durch Mangel verursacht und entstehen, wenn Teile des Körpers unterernährt sind, vor allem, wenn Mineralsalze fehlen (s. *Nehmen Sie lebenswichtige ionische Mineralstoffe* in diesem Kapitel).

Es gibt verschiedene Methoden, den Dickdarm zu reinigen:

1. Den Dickdarm mit der *Colon-Hydro-Therapie* sauber zu halten ist eine gute Vorbeugungsmaßnahme, um die Leber vor den im Dickdarm erzeugten Toxinen zu schützen und ist wahrscheinlich die effizienteste Darmtherapie. Während einer 30-50-minütigen Sitzung können große Mengen an Schlacken abtransportiert werden, die sich über Jahre angesammelt haben. Standardmäßig werden während einer Sitzung 3-6 Liter destilliertes oder gereinigtes Wasser behutsam durch den Dickdarm gespült. Durch eine sanfte Bauchmassage werden alte Ablagerungen schleimigen Stuhls gelockert, von der Darmwand gelöst und danach mit dem Wasser weggespült.

Eine Colon-Hydro-Anwendung hat eine „erleichternde" Wirkung. Danach stellt sich meistens ein Gefühl von Leichtigkeit, Reinheit und geistiger Klarheit ein. Es kann jedoch sein, dass Sie sich während der Anwendung etwas unwohl fühlen, wenn sich größere Mengen an toxischen Schlacken von den Darmwänden lösen und sich in Richtung Anus in Bewegung setzen.

Die Colon-Hydro-Therapie ist eine sichere und hygienische Methode zur Darmreinigung. Mit Gummischläuchen werden das Wasser in den Dickdarm und die Schlacken aus dem Dickdarm transportiert.

Man kann die ausgeschiedenen Schlacken in den Schläuchen vorbei schwimmen sehen und somit einen Eindruck über die Art und die Menge der Schlacken gewinnen.

Ist der Dickdarm erst einmal mit zwei, drei oder noch mehr Anwendungen richtig gereinigt worden, werden Sport, Diäten oder andere gesundheitsfördernde Programme wahrscheinlich viel erfolgreicher sein. Es wird geschätzt, dass 80% unseres Immunsystems im Darm angesiedelt sind. Daher kann das Ausspülen von immununterdrückenden Giftsstoffen und das Entfernen von Gallensteinen aus der Leber den entscheidenden Unterschied bei der Therapie von Krebs, Herzinfarkt, AIDS und anderen schweren Krankheiten ausmachen.

2. Sollten Sie keinen Zugang zu einen Colon-Hydro-Therapeuten haben, kann ein Einlauf, als zweitbeste Option, sehr vorteilhaft für Ihre Gesundheit sein (s. *Produktinformationen* am Ende des Buches). Mit einem Einlauf können Sie in Ihren eigenen vier Wänden Ihren Dickdarm reinigen. Ein Einlauf ist eine Selbstbehandlungsmethode, die sehr einfach zu lernen und durchzuführen ist.

3. Eine weitere Methode besteht darin, Bittersalz einzunehmen, was nicht nur den Dickdarm, sondern auch den Dünndarm reinigt. Diese Methode kann nötig werden, wenn Sie Schwierigkeiten haben, Nahrung zu resorbieren, wenn Sie öfters verstopfte Nieren oder eine verstopfte Harnblase haben, unter schwerer Obstipation leiden, oder einfach nicht in der Lage sind, eine Darmspülung durchzuführen. Mischen Sie 1 Teelöffel Bittersalz (Magnesiumsulfat) in ein Glas warmes Wasser und trinken Sie es drei Wochen lang morgens auf nüchternen Magen. Diese orale Darmspülung spült den gesamten Magen-Darm-Trakt von oben bis unten aus. Normalerweise dauert es keine Stunde, bis es zu wiederholtem Stuhlgang kommt. So werden Schleim und Verdauungsreste von den Darmwänden gespült, zusammen mit den Parasiten, die sich dort eingenistet haben. Solange es noch Darmschlacken gibt, die entfernt werden sollen, wird der Stuhl wässrig sein. Er nimmt wieder eine normale Form und Konsistenz an, wenn der gesamte Darmtrakt sauber ist. Diese Methode kann 2-3 Mal im Jahr angewandt werden. Es kann dabei gelegentlich als Folge der Ausscheidung von Toxinen zu Krämpfen oder Blähungen kommen. Ihre Zunge kann auch weiß belegt und dicker sein als sonst. Dies sind Anzeichen dafür, dass der Darm einem Reinigungsprozess unterzogen wird.

4. Rizinusöl ist ein bewährtes traditionelles Mittel, um Schlacken aus dem Darm zu entfernen. Es reizt den Darm weniger als Bittersalz und hat keine Nebenwirkungen außer den normalen Reaktionen bei einer Reinigung. Nehmen Sie ein bis drei Teelöffel in 1/3 Glas warmes Wasser morgens auf nüchternen Magen, oder bevor Sie zu Bett gehen (was auch immer bei Ihnen am besten funktioniert). Es ist ein sehr gutes Mittel bei hartnäckiger Verstopfung. Es kann auch Kindern gegeben werden (in kleineren Dosen). Auch wenn es nicht empfehlenswert ist, bei einer Leberreinigung etwas anderes als Bittersalz zu benutzen, kann bei einer Allergie auf Bittersalz Rizinusöl oder Magnesiumzitrat verwendet werden.

5. Aloe-Vera-Saft ist ein weiteres sehr wirkungsvolles Mittel, den Magen-Darm-Trakt zu säubern. Er sollte jedoch nicht als Ersatz für die Darmspülungen oder Einläufe vor und nach der Leberreinigung genommen werden. Aloe Vera hat zugleich nährende und reinigende Eigenschaften. Ein Esslöffel Aloe-Vera-Saft in etwas Wasser verdünnt vor den Mahlzeiten oder zumindest einmal vor dem Frühstück eingenommen, trägt dazu bei, alte Schlackenablagerungen zu lösen und nährt die Zellen und das Gewebe. Die Menschen, die spüren, dass ihre Leber nach einer Leberreinigung noch mehrere Tage lang Toxine freisetzt, werden aus Aloe-Vera-Saft großen Nutzen ziehen können.

Es wurde herausgefunden, dass Aloe Vera bei fast allen Krankheiten wirkungsvoll eingesetzt werden kann, einschließlich Krebs, Herzleiden und AIDS. Der Saft hilft auch bei allen Arten von Allergien, Hauterkrankungen, Arthritis, Entzündungen, Hefepilzerkrankungen (Candida), Zysten, Diabetes, Augenproblemen, Verdauungsschwierigkeiten, Geschwüren, Leberkrankheiten, Hämorrhoiden, hohem Blutdruck, Nierensteinen und Schlaganfällen, um nur einige zu nennen. Aloe Vera enthält über 200 Nährstoffe, u.a. die Vitamine B1, B2, B3, B6, C, E, Folsäure, Eisen, Kalzium, Magnesium, Zink, Mangan, Kupfer, Barium, Sulfat, 18 Aminosäuren, wichtige Enzyme,

Glykoside, Polysaccharide, etc. Kaufen Sie im Reformhaus nur reines, unverdünntes Aloe Vera. Eine der besten Marken wird von der Firma *Lily of the Desert* in Texas, USA hergestellt. Es besteht aus 99.7% biologischem Aloe-Vera-Saft, ohne Zusatz von Wasser.

Achtung: Die regelmäßige Einnahme von *Aloe Vera* kann bei Diabetikern die Fähigkeit des Pankreas, sein eigenes Insulin zu produzieren, verbessern. Daher sollten Diabetiker ihren Arzt darum bitten, ihr Bedürfnis nach Insulin zu überwachen, da zu viel Insulin gefährlich ist. Bei vielen Diabetikern hat sich der Insulinverbrauch verringert. Stellen Sie sicher, dass Sie nur unverdünnten Aloe-Vera-Saft kaufen.

6.   COLOSAN ist eine Mischung verschiedener Magnesium-Oxyde, deren Ziel es ist, im Darmtrakt behutsam Sauerstoff freizusetzen, um diesen zu reinigen. COLOSAN ist ein Puder, das mit Zitrusfruchtsaft vermischt eingenommen wird. Dieses Getränk generiert im Darm Sauerstoff, der alten Stuhl, Parasiten und Schleim entfernt (s. *Bezugsquellen*).

3. Die Nierenreinigung

Wenn Gallensteine in Ihrer Leber oder andere Umstände dazu geführt haben, dass sich Sand oder Steine in Ihren Nieren oder in Ihrer Blase gebildet haben, sollten Sie eine Nierenreinigung durchführen. Die Nieren sind sehr empfindliche Organe, die das Blut filtern und die sehr leicht wegen einer schlechten Verdauung, Stress oder einer ungeregelten Lebensweise verstopfen. Die Hauptursache für diese Verstopfungen sind Nierensteine. Die meisten Nierenkristalle/-steine sind zu klein, um selbst mit modernen Diagnosegeräten, wie z.B. Röntgengeräten, erkennbar zu sein.

Die folgenden Kräuter, täglich über einen Zeitraum von 20-30 Tagen eingenommen, können dazu beitragen, alle Arten von Nierensteine aufzulösen, auch die Steine, die aus Harnsäure, Oxalsäure, Phosphat und Aminosäure bestehen. Wenn Sie schon länger unter Nierensteinen leiden, kann es sein, dass Sie diese Reinigung einige Male mit einer jeweiligen Pause von 6 Wochen wiederholen müssen.

Zutaten:

Majoran (Majoram)
Katzenkralle (Cat's Claw)
Beinwellwurzel (Comfrey Root)
Fenchelsamen (Fennel Seed)
Wegwarte (Chicory Herb)
Bärentraube (Uva Ursi)
Hortensienwurzel (Hydrangea Root)
Wasserdost (Gravel Root)
Eibischwurzel (Marshmallow Root)
Goldrute (Golden Rod Herb)

Anleitung:

Nehmen Sie von den ersten drei Kräutern jeweils 20g (1oz) und von den anderen jeweils 40g (2oz) und vermischen Sie alle Kräuter gut. (Die englischen Angaben wurden beibehalten, falls Sie diese bei der Bestellung benötigen - s. *Bezugsquellen*). Bewahren Sie die Kräuter in einem luftdichten Behälter. Geben Sie, bevor Sie zu Bett gehen, drei gehäufte Esslöffel der Mischung in zwei Tassen Wasser, und lassen Sie sie über Nacht bedeckt stehen. Bringen Sie diese Mischung am nächsten Morgen kurz zum Sieden und seihen Sie sie ab. Sollten Sie vergessen haben, die Kräuter über Nacht einweichen zu lassen, können Sie die Mischung am Morgen ca. 5-10 Minuten köcheln lassen, bevor Sie sie abseihen.

Trinken Sie die Flüssigkeit in 6-8 Portionen über den Tag verteilt. Dieser Tee muss nicht warm oder heiß getrunken werden, kühlen Sie ihn aber nicht. Fügen Sie keinen Zucker oder Süßungsmittel hinzu. Lassen Sie nach den Mahlzeiten mindestens eine Stunde vergehen, bevor Sie die nächste Portion trinken.

Wiederholen Sie diese Prozedur 20 Tage lang. Wenn Sie im unteren Rücken Unbehagen oder Steifheit verspüren, liegt der Grund darin, dass aus Nierensteinen stammende Salzkristalle durch die Harnröhren gespült werden. Sollte Ihr Urin zu Beginn oder während der Nierenreinigung einen starken Geruch haben oder sich dunkel verfärben, deutet dies auf eine starke Ausscheidung von Toxinen durch die Nieren hin. Normalerweise werden die Toxine jedoch nach und nach ausgeschieden, und es gibt keine dramatische Veränderung in der Farbe oder der Beschaffenheit des Urins. **Wichtiger Hinweis**: Unterstützen Sie Ihre Nieren während der Reinigung indem Sie zusätzlich Wasser trinken, mindestens 6-8 Gläser täglich.

Versuchen Sie, während der Reinigung folgendes zu meiden: Lebensmittel tierischen Ursprungs, Milchprodukte, Tee, Kaffee, Alkohol, kohlensäurehaltige Getränke, Schokolade und alle Getränke und Nahrungsmittel, die Konservierungs- und Süßstoffe, künstliche Farbmittel, usw. enthalten. Zusätzlich zum täglichen Nierentee können Sie auch auf einem Stück Zitronenrinde (aus biologischem Anbau) in der linken Seite des Mundes kauen und auf einem Stückchen Karotte in der rechten Seite, und zwar je 30-40 Mal. Dies stimuliert die Nierenfunktion. Lassen Sie zwischen den Kauphasen mindestens eine halbe Stunde verstreichen.

Wenn Sie angefangen haben, Ihre Leber zu reinigen, sollten Sie eine Nierenreinigung jeweils nach jeder dritten Leberreinigung einplanen.

Für Menschen mit großen Nierensteinen kann es auch von Vorteil sein, ca. 10 Tage lang täglich den Saft von 1-2 Zitronen zu trinken.

4. Trinken Sie oft ionisiertes Wasser

Heißes ionisiertes Wasser schlückchenweise zu trinken, hat eine tiefe reinigende Wirkung auf das gesamte Körpergewebe. Es trägt zur allgemeinen Entschlackung bei, verbessert den Herz-Kreislauf und hat eine harmonisierende Wirkung auf die Galle. Wenn Sie Wasser 15-20 Minuten lang kochen, lädt es sich auf und wird mit negativen Ionen gesättigt. Wenn Sie dann über den Tag hinweg immer wieder einige Schlucke dieses Wassers trinken, wird das Körpergewebe systematisch gereinigt und es werden einige der positiv geladenen Ionen (die sehr sauer und toxisch sind) ausgeschwemmt. Toxine und Schlacken sind positiv geladen und tendieren dazu, sich im Körper, der allgemein negativ geladen ist, festzusetzen. Wenn die negativ geladenen Ionen mit dem Wasser in den Körper gelangen, werden sie von den positiv geladenen Schlacken angezogen. Dadurch werden die sauren Schlacken zu einer neutraler Flüssigkeit, die durch den Körper einfach zu entfernen ist. Während der ersten Tage oder sogar Wochen dieser Gewebereinigung wird Ihre Zunge vielleicht weiß oder gelb belegt sein, ein Anzeichen dafür, dass Ihr Körper viele Schlacken ausscheidet. Sind Sie übergewichtig, wird diese Reinigungsmethode Ihnen dabei helfen, in kurzer Zeit etliche Pfunde zu verlieren, ohne die Nebenwirkungen, die normalerweise bei einem plötzlichen Gewichtsverlust auftreten.

Anleitung: Kochen Sie Wasser 15-20 Minuten lang und geben Sie es in eine Thermosflasche. Thermosflaschen aus Edelstahl sind auch in Ordnung. Dadurch bleibt das Wasser den ganzen Tag lang heiß und ionisiert. Nehmen Sie 1-2 Schlucke jede halbe Stunde über den ganzen Tag und trinken Sie es so heiß, wie Sie Tee trinken würden. Diese Methode kann angewandt werden, jedes Mal, wenn Sie sich nicht wohl fühlen, sich entschlacken wollen, oder sich nur mehr energiegeladen und klarer fühlen wollen. Einige Menschen wenden sie über einen bestimmten Zeitraum an, z.B. 3-4 Wochen, andere wiederum haben sie fest in ihren Alltag aufgenommen.

Die Sauerstoffionen werden durch das Sprudeln des kochenden Wasser gebildet, so ähnlich wie die sich auf den Küsten brechenden Wellen am Meer. In der Thermosflasche bleibt das Wasser bis zu 12 Stunden ionisiert oder so lange es heiß bleibt.

5. Nehmen Sie lebenswichtige ionische Mineral-Stoffe

Ihr Körper ist wie „lebende Erde". Verfügt er über ausreichend Mineralstoffe und Spurenelemente, kann er Sie ernähren und alles zur Verfügung stellen, was Sie zum Leben brauchen. Es kann jedoch leicht ein Mangel an diesen wesentlichen Mineralstoffen entstehen, wenn Sie nicht genügend davon über die Nahrung zuführen. Der über Jahrzehnte fortwährende Anbau der gleichen Äcker hat letztlich zu mineralstoffarmen Nahrungsmitteln geführt. Die Situation verschlechterte sich noch, als chemische Dünger eingesetzt wurden, um den Pflanzen zu einem schnellen Wachstum zu verhelfen, ohne Rücksicht auf das Vorhandensein von Nährstoffen. Wenn dem Körper Mineralsalze und Spurenelemente fehlen, können wichtige Funktionen nicht aufrechterhalten werden, oder sie werden geschwächt.

Erkrankungen gehen meisten mit einem Mangel an einem oder mehreren von ihnen einher.

Angesichts des unnatürlichen Raubbaus an Mineralsstoffen in den Äckern und daher auch in unseren Körpern, ist es empfehlenswert, auf Nahrungsergänzungsmittel zurückzugreifen. Die wesentliche Frage ist jedoch, ob die Mineralstoffe, die im Handel erhältlich sind, den Mineralstoffbedarf unserer Zellen auch decken können. Die Antwort ist: „Höchstwahrscheinlich nicht!"

Mineralstoffe sind allgemein in drei Darreichungsformen zu finden: Kapseln, Tabletten und kolloidales Mineralwasser. Vor dem Raubbau der Äcker waren Pflanzen die idealen Mineralstofflieferer. Wenn eine Pflanze in einer gesunden Erde wächst, nimmt sie die vorhandenen kolloidalen Mineralstoffe auf und wandelt sie in ionische um. So können sie dann vom Menschen aufgenommen werden. Ionische Mineralsalze sind einen Angstrom groß, und kolloidale Mineralsalze, also die anorganischen, metallhaltigen Mineralsalze, sind ca. 10.000 Mal größer (ca. einen Mikron). Ionische, wasserlösliche, pflanzliche Mineralstoffe werden von unseren Körperzellen leicht aufgenommen. Im Gegensatz dazu haben kolloide Partikel, die in komplexen Präparaten in Pillenform angeboten werden, eine Absorptionsrate von weniger als 1%. Die Mineralstoffe in kolloidalen Mineralwassern werden auch nicht besser aufgenommen, denn sie sind nicht wasserlöslich, sie befinden sich nur in Suspension zwischen Wassermolekülen

Verbreitete Präparate sind Kalziumkarbonat, Zinkpicolinat, usw. Diese kolloidalen Partikel tendieren dazu, im Blutstrom gefangen zu bleiben und sich in verschiedenen Teilen des Körpers abzusetzen. Diese Ablagerungen können schwere mechanische und strukturelle Schäden anrichten. Viele der gegenwärtigen gesundheitlichen Probleme sind die direkte Folge der Einnahme von solchen metallischen Mineralsstoffen, so z.B. Osteoporose, Herzinfarkt, Krebs, Arthritis, Hirnstörungen, Nierensteine, Gallensteine, usw.

Zum Glück gibt es eine effiziente Methode, Mineralsstoffe in der Größe und mit den Eigenschaften von pflanzlichen Mineralstoffen zu produzieren. Mineralsalze werden in einem sauerstoffleeren Raum verdampft, was Oxydation und Veränderungen verhindert. So können sie dann mit sauberem Wasser gebunden und den Körperzellen zur Verfügung gestellt werden. Eine Firma in Minnesota (USA) hat es geschafft, Kolloide in 99.9% wasserlösliche, ionische Mineralstoffe zu verwandeln. Diese Mineralstoffe können von der Firma ENIVA über ein Distributorennetzwerk bezogen werden (s. *Produktinformationen am Ende des Buches*). [13]

6. Trinken Sie genügend Wasser

Um täglich die Menge an Galle produzieren zu können, die für eine gute Verdauung nötigt ist (1,1-1,5 Liter), braucht die Leber viel Wasser. Darüber hinaus wird auch viel Wasser für die Aufrechterhaltung des Blutvolumens, für die Hydratation der Zellen und des Bindegewebes, für das Ausspülen von Schlacken und die Ausführung vieler weiterer Körperfunktionen benötigt. Da der Körper Wasser nicht wie Fett einfach einlagern kann, ist er von einer regelmäßigen, ausreichenden Flüssigkeitszufuhr abhängig.

Um eine ausreichende Gallenproduktion mit den richtigen Eigenschaften und ausgeglichene Blutwerte zu erreichen, müssen Sie täglich 6-8 Gläser Wasser trinken. Der wichtigste Zeitpunkt, um Wasser zu trinken, ist sofort nach dem Aufstehen. Trinken Sie als erstes ein Glas (warmes) Wasser, um den Nieren bei der Ausscheidung von (konzentriertem) Urin zu helfen. Ein zweites Glas warmes Wasser (in das Sie eine Scheibe Zitrone und einen Teelöffel Honig geben können), säubert den Magen-Darm-Trakt. Andere wichtige Zeitpunkte, um Wasser zu trinken (ein Glas Wasser auf Raumtemperatur oder warm), sind ca. ½ Stunde vor und 2½ Stunden nach den Mahlzeiten. Dies sind die Zeiten, an denen ein gesunder Körper ganz natürlich Durst signalisieren würde. Zu diesen Zeiten ausreichend Wasser zur Verfügung zu haben, stellt sicher, dass Blut, Galle und Lymphe flüssig genug bleiben, um ihre jeweiligen

---

[13] Der Autor nimmt täglich Mineralstoffe der Firma Eniva und empfiehlt sie seinen Patienten zur allgemeinen Gesundheitsprophylaxe. **Hinweis:** Um bei Eniva Produkte bestellen zu können, brauchen Sie einen Sponsor und eine Identifikationsnummer (ID). Sie können Name und ID des Autors benutzen: Andreas Moritz, Nr. 13462.

Funktionen im Körper ausführen zu können. Da die Körpersignale für Hunger und Durst sehr ähnlich sind, kann es sein, dass, wenn Sie zu diesen Zeiten "Hunger" haben, Sie eigentlich beginnen zu dehydrieren. Daher ist es ratsam, erst einmal ein Glas Wasser zu trinken (auf Raumtemperatur oder warm) und dann zu überprüfen, ob Sie tatsächlich noch Hunger haben.

Wenn Sie unter hohem Blutdruck leiden und deswegen Medikamente einnehmen, stellen Sie sicher, dass Ihr Blutdruck regelmäßig überprüft wird. Wenn Sie vermehrt Wasser trinken, kann es sein, dass Ihr Blutdruck sich relativ schnell wieder normalisiert. Dadurch würde sich die Einnahme der Medikamente erübrigen oder sogar schädlich sein. Durch eine ausreichende Wasserzufuhr können Sie auch anfangen abzunehmen, wenn Sie übergewichtig sind oder zuzunehmen, wenn Sie untergewichtig sind.

Das H20-Wasseraufbereitungssystem ist vielleicht das wirkungsvollste, gesundheitsförderndste, aber auch das teuerste, das ich kenne. Seine einzigartige Technologie entfernt sogar Pestizid- und Insektizidrückstände aus dem Wasser und Ihr Trink- und Duschwasser wird so sauber und frisch wie reines Quellwasser.

Das H2O Concept 2000 nutzt elektrische Impulse, um das Kalziumbikarbonat und das Magnesiumbikarbonat zu brechen und daraus Kalziumkarbonat und Magnesiumkarbonat mit dem Nebenprodukt CO_2 zu erhalten. Das CO_2 wird am Wasserhahn in extrem kleinen Mengen abgegeben. Kalziumkarbonat und Magnesiumkarbonat sind die löslichen Formen dieser Mineralsalze. In ihrer löslichen Form können diese Mineralsalze sich nicht an der Innenwand der Rohre, an den Heizkörperteilen oder an den Waschbecken, Wasserhähnen usw. absetzen.

Die kristalline Form ist gebrochen und die Mineralsalze können nicht mehr an Oberflächen kleben bleiben. Da das H20 System die Form des Kalziums und des Magnesiums verändert hat, kommt es nicht mehr zu Kalkablagerungen. Alle Haushaltsgeräte, die Wasser benötigen, leben daher länger und bleiben effizienter. Mit der Zeit wird das H2O Concept 2000 auch vorhandene Kalkablagerungen auflösen. Auch wenn es anfangs sehr teuer ist, wird es schlussendlich

Geld einsparen (s. *Produktinformationen* am Ende des Buches). Es ist praktisch wartungsfrei.

Eine günstigere Alternative, die jedoch sehr effizient und auch für Menschen interessant ist, die nicht nur eine gute Wasserqualität wünschen, sondern auch Schlacken aus dem Körper entfernen wollen, sind Wasser-Ionisatoren, die leicht übers Internet verfügbar sind.

Die am meisten verbreiteten Methoden, Chlor und viele andere Verschmutzungen aus dem Trink- und vielleicht auch aus dem Duschwasser zu entfernen, sind Filter und das Umkehr-Osmose-Verfahren. Auch wenn diese teuer sein können, sind sie dennoch erschwinglich, vor allem, wenn man sich die Kosten einer Krebs-erkrankung vor Augen führt. Um einige der verlorenen Mineralstoffe wieder zuzuführen, können Sie dem Wasser einige Körner Basmati-Reis hinzufügen.

Wenn Sie zum Beispiel mit einem Nikken Optimizer das Wasser sauerstoffhaltiger machen und seinen pH-Wert erhöhen, erhalten Sie nahezu perfektes Wasser.

Destilliertes Wasser, das Regenwasser am nächsten kommt, hat eine hervorragende Hydratationswirkung, ist aber leblos. Wenn Sie 3-4 Körner Basmati-Reis in ca. 4,5 Liter destilliertes Wasser geben, erhält das Wasser viele Mineralstoffe und Vitamine und wenn Sie es zusätzlich eine Stunde lang der direkten Sonnenbestrahlung aussetzen oder einen Quarzkristall eine Stunde lang in das Wasser tauchen, wird es wieder energetisiert.

Die altbewährte Methode, Trinkwasser einige Minuten zu kochen, entfernt das Chlor, das einfach verdampft.

Eine weitere günstige Methode, das Chlor aus dem Wasser zu entfernen, ist Vitamin C zu benutzen. Ein Gramm Vitamin C neutra-lisiert 1ppm („part per million": Millionstel) Chlor in 450 l Wasser. Dies ist vor allem wichtig, wenn man in der Badewanne liegen möchte, ohne der reizenden Wirkung von Chlor auf der Haut und in den Lungen ausgesetzt zu sein.

Prill-Perlen sind eine weitere günstige Form der Wasserauf-bereitung. Auch wenn Sie keine Filter ersetzen können, sind sie doch in der Lage, das Wasser zu reinigen und "dünner" zu machen. Dies hat eine positive Wirkung auf Blut, Lymphe und Grundstoffwechsel der Zellen. Prill-Perlen können übers Internet bezogen werden.

Es folgt eine Beschreibung aus der Webseite des Herstellers, Global Light Network, http://global-light-network.com:

„Um Prill-Wasser herzustellen, werden die Perlen erst einmal gründlich gewaschen. Dann werden sie in einen 4,5-Liter Behälter voll Wasser gegeben... es kann altes, ekliges Leitungswasser sein... und dort 24 Stunden gelassen. Danach können Sie 3 Liter sehr reines und therapeutisches Wasser abfüllen. Der letzte Liter und die Perlen werden im Behälter gelassen und es wird einfach immer wieder aufgefüllt. Sie können also jede Stunde 3 Liter Prill-Wasser für den Rest Ihres Lebens abfüllen. Nachdem das Prill-Wasser fertig ist, kann es in irgendeinem Behälter aufbewahrt werden, auch billige Plastikflaschen, wie die, in denen destilliertes Wasser verkauft wird können dafür benutzt werden...

Prill-Wasser ist sehr vielseitig. Sie können es trinken, damit kochen, darin baden, Ihre Pflanzen gießen, Ihren Haustieren geben, und jedes Mal, dass es in Ihr Abwasser gelangt, beginnt es das Wasser in Ihrer Gegend zu verbessern. Wenn genügend Menschen auf der Erde Prill-Wasser benutzen, werden wir das Wasser der Erde verändern!!!

Wenn Sie Prill-Wasser machen, verändern die Prill-Perlen das Wasser auf der Molekularebene und man erhält, was Jim Carter „dünnes" Wasser nennt. Das Wasser bildet einzelne Moleküle, die aus zwei Stickstoff- und einem Sauerstoffatom bestehen, welche sehr eng und dauerhaft verbunden sind. Auf magische Weise verflüchtigen sich das Chlor und das Fluorid aus dem Wasser und es wird rein und unverdorben wie Wasser aus den Gletschern. Es wird Ihren Körper wunderbar hydratisieren, sogar besser als geklustertes Wasser, da Sie es den ganzen Tag lang trinken können. Das ist ein wichtiger Teil der Magie des Prill-Wassers."

Ich kann den guten Geschmack des Wassers, seine "Dünnheit" und seine ausgezeichnete hydratisierende und reinigende Wirkung bestätigen.

Es gibt natürlich noch andere Wasseraufbereitungsmethoden. Ich benutze zur Zeit eine ionisierende Filtermaschine, die auch den pH-

Wert des Wassers erhöht. Ausführliche Details über diese weitere gute Wasseraufbereitungsmethode erhalten Sie in meinem Buch *Timeless Secrets of Health & Rejuvenation.*

7. Reduzieren Sie den Alkoholkonsum

Alkohol ist flüssiger, raffinierter Zucker und sehr säurebildend. Daher raubt er dem Körper sehr viele Mineralstoffe. Das Organ, das am meisten unter Alkoholkonsum leidet, ist die Leber. Wenn ein gesunder Mensch z.B. zwei Gläser Wein in einer Stunde trinkt, kann die Leber nicht den ganzen Alkohol abbauen. Es wird viel von dem Alkohol in Fettdepots und schließlich in Gallensteinen in der Leber abgelagert. Sollte die Leber und die Gallenblase schon viele Gallensteine enthalten, wird der Alkoholkonsum diese Steine schneller wachsen lassen und es werden sich in kurzer Zeit noch mehr davon bilden.

Wie Kaffee und Tee hat Alkohol eine stark dehydrierende Wirkung. Es reduziert den Wassergehalt der Körperzellen, des Blutes, der Lymphe und der Galle und behindert dadurch den Blutkreislauf und die Ausscheidung von Schlacken. Die Folgen eines dehydrierten zentralen Nervensystems sind Delirium, verschwommene Sicht, Gedächtnis- und Orientierungsverlust, verlangsamte Reaktionszeiten und was man allgemein als „Kater" bezeichnet. Unter der Wirkung des Alkohols und der daraus folgenden Dehydratation werden das Nerven- und das Immunsystem geschwächt, was zu verlangsamten Verdauungs-, Stoffwechsel- und Hormonfunktionen führt. Die Folge sind noch mehr Gallensteine in der Leber und in der Gallenblase.

Es ist für Menschen, die Gallensteine haben, ratsam, Alkohol ganz zu meiden. Viele meiner Patienten haben sich ganz spontan nach dem Verzicht auf Alkohol, einschließlich Wein und Bier, von solchen Problemen wie Panikattacken, Herzarrhythmie, Atemwegsproblemen, diversen Herzerkrankungen, Schlafstörungen, Gallenkoliken, Pankreasinfektionen, Prostatavergrößerungen, Colitis und anderen Infektionskrankheiten erholt. Wenn Sie unter irgend einer Krankheit leiden, ist es das Beste, wenn Sie alle dehydrierenden Getränke wie Alkohol, Kaffee, Tee und kohlensäurehaltige Getränke (vor allem

„Light" Getränke) meiden. Dadurch kann der Körper seine gesamte Energie und Ressourcen für die Heilung des geschädigten Körperteils (oder der Körperteile) aufwenden.

8. Vermeiden Sie übermäßiges Essen

Eine der Hauptursachen für Gallensteine ist übermäßiges Essen. Daher ist es eine der effizientesten Methode, Gallensteine zu vermeiden, wenig zu essen. Gemäßigte Mahlzeiten und einen gelegentlichen „Fastentag" (idealerweise ein Tag in der Woche, an dem Sie nur Flüssigkeit zu sich nehmen) hilft dem Verdauungssystem effizient zu bleiben und mit den unverdauten Nahrungsresten besser umzugehen. Die Flüssigkeit besteht an diesen Tagen aus Gemüsesuppen, Frucht- und Gemüsesäften, Kräutertees und Wasser. Wenn Sie den Tisch noch ein wenig hungrig verlassen, werden Sie ein gesundes Verlangen nach guten, nahrhaften Speisen verspüren. Übermäßiges Essen hingegen führt zu Verstopfungen und Heißhunger auf schnelle Energielieferanten wie Zucker, Süßigkeiten, Weiß-Mehlprodukte, Kartoffelchips, Schokolade, Kaffee, Tee und Erfrischungsgetränke. All diese Getränke und Nahrungsmittel führen zu Gallensteinen.

9. Essen Sie zu regelmäßigen Zeiten

Der Körper wird durch mehrere cirkadiane Rhythmen beeinflusst, welche die wichtigsten Körperfunktionen gemäß vorprogrammierten Zeitspannen reguliert. Schlaf, Ausschüttung von Hormonen und Verdauungssäften, Entschlackung, usw. folgen alle einem spezifischen täglichen Ablauf. Wird dieser Ablauf öfter gestört als er befolgt wird, gerät der Körper aus dem Gleichgewicht und kann seine lebenswichtigen Funktionen nicht mehr erfüllen. Diese Funktionen richten sich alle nach dem durch die cirkadianen Rhythmen vorgegebenen Zeitplan.

Wenn regelmäßige Essenszeiten eingehalten werden, kann der Körper sich gut auf die Produktion und Ausschüttung der richtigen Menge an Verdauungssäften für jede Mahlzeit vorbereiten. Unregelmäßige Essenszeiten jedoch bringen den Körper durcheinander.

Darüber hinaus geht die Verdauungskraft verloren, wenn der Körper sich jedes Mal auf eine andere Essenszeit einstellen muss. Mahlzeiten immer wieder auszulassen und zu verschiedenen Zeiten oder zwischen den Mahlzeiten zu essen, stört die Zyklen der Gallenproduktion durch die Leberzellen besonders. Die Folge sind Gallensteine.

Durch regelmäßige Essenszeiten wird sicher gestellt, dass die 60-100 Trillionen Körperzellen ihre tägliche Portion an Nährstoffen planmäßig erhalten, was den Zellstoffwechsel reibungslos und effizient hält. Viele Stoffwechselerkrankungen wie Diabetes oder Übergewicht sind die Folge von unregelmäßigen Essensgewohnheiten und können gelindert werden, indem man die Essenszeiten den natürlichen cirkadianen Rhythmen anpasst. Es ist am Besten, wenn die üppigste Mahlzeit des Tages um die Mittagszeit eingenommen wird. Das Frühstück (nicht später als 08:00 Uhr) und das Abendessen (nicht später als 19:00 Uhr) sollten entsprechend leichter ausfallen.

10. Ziehen Sie eine vegetarische Ernährung vor

Eine ausgewogene vegetarische Ernährung ist die beste Vorbeugungsmaßnahme gegen Gallensteine, Herzkrankheiten und Krebs. Wenn Sie das Gefühl haben, Sie können sich nicht nur von pflanzlicher Nahrung ernähren, versuchen Sie wenigstens für einige Zeit rotes Fleisch durch Hähnchen-, Kaninchen- oder Truthahnfleisch zu ersetzen. Schlussendlich werden Sie auf eine vollständig vegetarische Ernährung umsteigen. Alle Formen von tierischem Eiweiß vermindern die Löslichkeit der Galle, was die Bildung von Gallensteinen fördert.

Sie können Ihr Risiko, Gallensteine zu bilden, stark reduzieren, indem Sie mehr Gemüse, Salat und komplexe Kohlenhydrate essen. Käse, kommerziell produzierter Joghurt sowie stark verarbeitete und raffinierte Nahrungsmittel verändern die Zusammensetzung der Galle. Versuchen Sie auch, gebackene und frittierte Lebensmittel zu meiden. Vor allem die Öle, die in Fast-food-Restaurants benutzt werden, tragen sehr zur Bildung von Gallensteinen bei.

Trinken Sie täglich 60-90 ml frischen Karottensaft, um die Bildung von Gallensteinen zu verhindern.

11. Vermeiden Sie kalorienreduzierte Nahrungsmittel („Light"-Produkte)

Es gibt heutzutage mehrere wissenschaftliche Studien, die bestätigen, dass kalorienreduzierte Nahrungsmittel („Light" oder „Leicht"-Produkte) den Appetit nicht stillen, dadurch zu übermäßigem Essen anregen und **nicht** zu einem Gewichtsverlust führen, sondern im Gegenteil, eher zu einer Gewichtszunahme.

Je mehr enzymatische Energie in der Nahrung vorhanden ist, desto schneller ergibt sich ein Gefühl der Sättigung und um so besser wird die Nahrung in brauchbare Energie und bio-verfügbare Nährstoffe umgewandelt. Im Gegensatz dazu verhindern kalorienreduzierte Produkte die Gallensaftproduktion und die Verdauungs- und Ausscheidungsfunktionen. Erhöhte Blutfettwerte sind ein Anzeichen dafür, dass die Gallensaftproduktion eingeschränkt ist und die Blutgefäßwände verdickt sind, und dass Fette nicht mehr richtig verdaut und resorbiert werden. Daher leidet ein Mensch mit erhöhten Blutfettwerten in Wahrheit an "Fettmangel". Eine fettarme Ernährung kann sogar eine erhöhte Cholesterinproduktion durch die Leber verursachen, da dies eine direkte Reaktion des Körpers auf einen erhöhten Fettbedarf der Körperzellen und -gewebe darstellt. Die Nebenwirkungen dieser Überlebensmanövers des Körpers sind die Bildung von Gallensteinen und Über- oder Untergewicht.

Fettreduzierte und kalorienreduzierte Diäten sind gesundheitsschädigend und sollten, wenn überhaupt, nur bei akuten Störungen der Leber und der Gallenblase verordnet werden, wenn die Verdauung und die Resorption von Fetten stark eingeschränkt sind. Nachdem alle Gallensteine entfernt sind und die Leber wieder normal funktioniert, sollte man die Fett- und Kalorienzufuhr langsam wieder erhöhen, um dem erhöhten Energiebedarf des Körpers nachzukommen. Gallensteine in der Leber und in der Gallenblase verhindern die Verdauung von Fetten und anderer kalorienreicher Nahrung. Solche Nahrungsmittel über längere Zeit nur selten oder in sehr geringen Menge zu essen, stört einige der wichtigsten Grundstoffwechsel und Hormonfunktionen des Körpers. Dies kann schwere Folgen für die Gesundheit haben. Wenn eine proteinarme Nahrung gegessen wird und die Leber und die

Gallenblase gereinigt worden sind, stellt eine normale, ausgeglichene Fettzufuhr kein weiteres Risiko für Probleme mit der Gallenblase oder der Leber dar.

12. Essen Sie unraffiniertes Meersalz

Raffiniertes Salz ist für den Körper fast wertlos. Es ist sogar für viele gesundheitliche Probleme verantwortlich, auch für Gallensteine. Das einzige Salz, das der Körper verdauen, aufnehmen und nutzen kann, ist unraffiniertes, unverarbeitetes Meer- oder Kristallsalz. Damit Salz für den Körper von Nutzen sein kann, muss es in die Nahrung gelangen, d.h. sich durch die Feuchtigkeit der Früchte, Gemüse, Getreide, etc. auflösen. Wenn Salz in seiner trockenen Form benutzt wird, gelangt es in einer nicht ionisierten Form in den Körper und verursacht Durst (ein Zeichen von Vergiftung). Da es nicht richtig aufgenommen und benutzt werden kann, ist es für den Körper schädlich (s. Kapitel 3).

Sie können eine Prise Salz in etwas Wasser auflösen, und dies über Früchte oder Gemüse geben, das nicht gekocht wird. Dadurch wird die Verdauung dieser Nahrungsmittel verbessert und der Körper wird zusätzlich entsäuert. Wenn Sie Ihrem Trinkwasser eine Prise Salz zuführen, machen Sie es basisch und erhalten wertvolle Mineralstoffe und Spurenelemente. Es lohnt sich darauf hinzuweisen, dass Nahrung einfach lecker sein sollte, und nicht nur salzig. Die Pitta-Körpertypen brauchen weniger Salz als die anderen Körpertypen.[14] (Zum Kauf von unbehandeltem und unraffiniertem Salz, s. *Produktinformationen* am Ende des Buches).

---

[14] Um Ihren ayurvedischen Körpertyp zu bestimmen, verweise ich auf *Timeless Secrets of Health and Rejuvenation*.

Wichtige Funktionen von echtem Salz im Körper:

- Stabilisiert unregelmäßigen Herzschlag und reguliert den Blutdruck - im Zusammenhang mit Wasser. Natürlich ist die richtige Proportion wichtig.
- Zieht überschüssige Säuren aus den Körperzellen, vor allem den Gehirnzellen.
- Stabilisiert die Zuckerwerte im Blut, was vor allem für Diabetiker sehr wichtig ist.
- Ist unentbehrlich für die Bildung hydroelektrischer Energie in den Körperzellen.
- Ist für die Resorption von Nährstoffen durch den Darmtrakt notwendig.
- Wird benötigt, um die Lungen von klebrigem Schleim zu befreien, vor allem bei Asthma und Mukoviszidose.
- Reinigt Verschleimungen und Verstopfungen der Nasennebenhöhlen.
- Wirkt wie ein starkes, natürliches Antihistaminikum.
- Hilft Muskelkrämpfe vermeiden.
- Hilft die Speichelproduktion in Grenzen zu halten. Wenn über Nacht Speichel aus dem Mund fließt, liegt wahrscheinlich ein Salzmangel vor.
- Gibt kräftige Knochen. 27% des Salzgehalts des Körpers befindet sich in den Knochen. Salzmangel und/oder Konsum von raffiniertem anstatt echtem Salz sind die Hauptursachen für Osteoporose.
- Reguliert den Schlaf, wirkt wie ein natürliches Schlafmittel.
- Hilft Gicht und rheumatische Arthritis zu vermeiden.
- Ist unentbehrlich für die Aufrechterhaltung der Sexualität und der Libido.
- Kann Krampfadern und Besenreiser auf den Beinen und den Oberschenkeln vorbeugen.
- Stellt dem Körper über 80 lebenswichtige Mineralstoffe zur Verfügung. Raffiniertes Salz, wie das gemeine Tafelsalz, hat alle außer zwei dieser Stoffe verloren. Darüber hinaus beinhaltet es schädliche Zusatzstoffe wie Aluminiumsilicat, eine Hauptursache für Alzheimer's.

13. Die Bedeutung von Ener-Chi Art

Ener-Chi Art ist eine einzigartige Verjüngungsmethode, die den Chi-Fluss in den Organen und Systemen des Körpers in weniger als einer Minute wieder ins Lot bringt (Chi ist die Lebensenergie). Ich betrachte diese Methode als ein tiefgreifendes Hilfsmittel, das andere natürliche Heilmethoden stark unterstützt. Wenn das Chi richtig durch die Körperzellen fließt, können die Zellen ihre Stoffwechsel-abfallprodukte effizienter beseitigen, sie nehmen den Sauerstoff, das

147

Wasser und die Nährstoffe leichter auf und können die notwendigen Reparaturen schneller erledigen. Der Körper kann sich selber besser zu Gesundheit und Vitalität verhelfen, wenn Chi uneingeschränkt vorhanden ist. Auch wenn ich die Leberreinigung als eine der besten Methoden betrachte, um dem Körper wieder zur Ausgeglichenheit zu verhelfen, kann diese alleine unter Umstände nicht ausreichen, um die Lebensenergie wiederherzustellen, die durch Jahre der Verstopfung und der Degeneration verloren ging. Testergebnisse zeigen, dass Ener-Chi-Art diese Lücke füllen kann. Bis jetzt liegt die Erfolgsquote für Menschen, die ihr ausgesetzt waren, bei 100%.

Die Benutzung von *Ener-Chi ionisierten Steinen* ist ein weiteres sehr praktisches und effizientes Verfahren, seine Gesundheit und Vitalität zu verbessern. (Mehr Information über ionisierte Steine finden Sie in *Weitere Bücher und Produkte des Autors* am Ende dieses Buches.)

14. Ausreichend Schlaf

Müdigkeit ist ein Vorreiter jeder Art von Erkrankung, sei es Krebs, Herzerkrankungen oder AIDS. Auch wenn eine verminderte Leberfunktion, ein schwaches Immunsystem und übermäßiges Essen Müdigkeit verursachen können, ist sie in den meisten Fällen die Folge eines Mangels an gutem Schlaf, d.h. an Schlaf vor Mitternacht.

Einige der wichtigsten Reinigungs- und Verjüngungsprozesse des Körpers finden in den zwei Stunden Schlaf vor Mitternacht statt. Aus physiologischer Sicht gibt es zwei ganz verschiedene Arten von Schlaf, die man durch Gehirnwellenmessungen erfassen kann. Es handelt sich um den *Schlaf vor Mitternacht* und den *Schlaf nach Mitternacht*. Während der zwei Stunden vor Mitternacht findet meistens der auch als "Schönheitsschlaf" bekannte Tiefschlaf statt. Der Tiefschlaf dauert ungefähr eine Stunde, meistens von 23:00 Uhr bis Mitternacht. Während des Tiefschlafs befinden Sie sich in einem traumlosen Bewusstseinszustand, in dem die Sauerstoffaufnahme des Körpers um ca. 8% sinkt. Die Erholung und Entspannung, die während dieser Stunde traumlosen Schlafs erreicht wird, ist fast drei mal so tiefgreifend wie sie während der gleichen Länge an Schlaf nach

Mitternacht erreicht werden kann (wenn die Sauerstoffaufnahme des Körpers wieder steigt).

Tiefschlaf findet fast nie nach Mitternacht statt und wenn, dann nur, wenn Sie mindestens zwei Stunden vor Mitternacht eingeschlafen sind. Wenn Sie wiederholt den Tiefschlaf versäumen, übermüden Ihr Körper und Ihr Geist, und Ihre Stressreaktionen werden extrem ausfallen. Eine Stressreaktion ist z.B. die Ausschüttung der Stresshormone *Adrenalin*, *Cortisol* und *Cholesterin* (ein Teil des Cholesterins, das während Stressphasen freigesetzt wird, kann sich zu Gallensteinen umbilden.) Um diese künstlich erzeugten Energieschübe beizubehalten, kann es sein, dass Sie ein Verlangen nach Nervenreizmitteln verspüren, wie z.B. Zigaretten, Kaffee, Tee, Süßwaren, Erfrischungsgetränke, Alkohol, usw. Wenn die Energiereserven des Körpers schließlich aufgebraucht sind, ist chronische Müdigkeit die Folge.

Wenn Sie sich müde fühlen, sind alle Ihre Körperzellen müde, nicht nur Ihr Geist. Genau gesehen leiden Ihre Organe, Ihr Verdauungs- und Nervensystem usw. auch unter Energiemangel und können nicht richtig funktionieren. Wenn Sie müde sind, erhält Ihr Gehirn nicht mehr genügend Wasser, Glukose, Sauerstoff und Aminosäuren, die seine Hauptnahrungsquelle darstellen. Diese Situation kann zu unzähligen Problemen in Ihrem Geist, Ihrem Körper und Ihrem Verhalten führen.

Ärzte der University of California, San Diego, haben herausgefunden, dass der Verlust einiger Stunden Schlaf Sie nicht nur am nächsten Morgen müde macht, sondern auch Ihr Immunsystem schwächt, wodurch es anfälliger für Infektionskrankheiten wird. Da die Immunabwehr mit der Müdigkeit immer schwächer wird, kann sich Ihr Körper nicht mehr gegen Bakterien, Keime und Viren schützen, und kann nicht mehr mit den angesammelten Schlacken im Körper fertig werden.

Ausreichend Schlaf ist daher die wichtigste Voraussetzung, die Gesundheit von Körper und Geist wieder herzustellen. Bemühen Sie sich, vor 22:00 Uhr zu schlafen, und zwischen 06:00 und 07:00 Uhr, oder früher, wenn Sie nicht so viel Schlaf brauchen, aufzustehen. Es ist am Besten, wenn Sie keinen Wecker benutzen, um ein natürliches

Ende der Schlafzyklen herbeizuführen. Alle Gallensteine aus der Leber und der Gallenblase zu entfernen und für genügend Schlaf zu sorgen, wird jede Müdigkeit während des Tages mindern. Sollte das Problem nicht verschwinden, müssen u.U. die Nieren ebenfalls gereinigt werden (um N.steine aufzulösen, s. N-Reinigung Kap. 5).

15. Vermeiden Sie, sich zu überarbeiten

Zu viele Stunden harter Arbeit überlastet das Energiesystem des Körpers. Wenn man sich überarbeitet, belastet dies insbesondere die Leber. Um dem übermäßigen Bedarf an Energie des Gehirns oder anderer Teile des Körpers gerecht zu werden, bemüht sich die Leber, soviel wie möglich, komplexe Kohlenhydrate in einfache (Glukose) umzuwandeln. Wenn es einen Energiemangel im Körper gibt, wird auf eine Notfalllösung zurückgegriffen, die zwar mehr Energie zu Verfügung bringt, aber gleichzeitig auch die Herz-Kreislauf- und Immunfunktionen erheblich stört.

Die ständige Ausschüttung von Adrenalin und anderen Stresshormonen bei einem Menschen, der "nie aufhört zu arbeiten", kann ihn zu einem *Workaholic* werden lassen. In diesem Zustand ist für diesen Menschen seine Arbeit die Hauptquelle von Freude und Aufregung im Leben. Die Aufregung kommt durch den „Kick" der Stresshormone.

Um eine Erschöpfung Ihrer Leber und eine Störung Ihres Immunsystems zu vermeiden, sollten Sie für genügend Zeit für sich sorgen. Versuchen Sie, mindestens eine Stunde am Tag Zeit für Meditation, Yoga, Sport, Musik, künstlerische Tätigkeiten oder für Aufenthalte in der Natur zu schaffen. Der Körper ist keine Maschine, die ununterbrochen und ohne Pausen funktionieren kann. Für den Körper und den Geist wird übermäßiges Arbeiten letztendlich dazu führen, dass die Heilung von Krankheiten viel länger dauern wird. Auf Dauer heißt übermäßiges Arbeiten als Methode, um mehr Dinge schneller zu erledigen oder um mehr Geld zu verdienen nicht nur, dass man Jahre aus seinem Leben verliert, sondern auch, dass man das Leben aus seinen Jahren verliert, besagt ein alter Spruch.

Die Leber ist dafür angelegt, eine gewisse Anzahl von Jahren hinweg Energie zur Verfügung zu stellen, diese „Leistung" zu überanspruchen, wird die Leber vorzeitig schädigen oder zerstören. Ein moderates Leben in Hinblick auf Essen, Schlaf und Arbeit wird dem Körper dazu verhelfen, sein ganzes Leben lang genügend Energie und Vitalität zu erhalten. Ein weiterer alter Spruch rät einem, ein Drittel seines Lebens zu schlafen, ein Drittel zu arbeiten, und ein Drittel der Freizeit zu widmen. Dieser weise Rat bringt Gleichgewicht auf allen Ebenen des Lebens: Körper, Geist und Seele; übermäßiges Arbeiten zerstört es.

16. Treiben Sie regelmäßig Sport

Der technologische und wirtschaftliche Fortschritt hat zu einer immer mehr sitzenden Lebensweise geführt, die nach zusätzlichen Formen der körperlichen Betätigung verlangt, um unseren Körper vital und gesund zu halten. Regelmäßig Sport zu treiben, verbessert die Verdauung und die Ausscheidung von Schlacken, bringt unsere Emotionen ins Gleichgewicht, verbessert unseren Tonus und unsere Beweglichkeit und stärkt unsere Fähigkeit, mit Stresssituationen umzugehen. Wenn er in Maßen betrieben wird, wirkt Sport als guter Immunstimulator und verbessert die neuromuskuläre Integration aller Altersgruppen. Ein gestärktes Selbstvertrauen und ein besseres Selbstwertgefühl sind wichtige Nebenprodukte sportlicher Betätigung, die auf eine verbesserte Sauerstoffzufuhr zurückzuführen sind. Dadurch wird das Wohlbefinden von Körper und Geist gesteigert.

Vor allem für die Leber scheint Sport im aerobischen Bereich sehr günstige Auswirkungen zu haben. Die vermehrte Sauerstoffzufuhr während und nach dem Sport verbessert den Kreislauf und vor allem den Fluss von venösem Blut aus der Leber ins Herz. Eine sitzende Lebensweise verlangsamt diesen Prozess und führt zu Blutstauungen in der Leber und zur Bildung von Gallensteinen. Daher kann regelmäßiger, nicht anstrengender Sport die Bildung neuer Steine verhindern.

Im Gegensatz dazu kann eine Überanstrengung durch übermäßig getriebenem Sport zu einer ungewöhnlich hohen Ausschüttung von

Stresshormonen führen, was den Körper unruhig und zappelig werden lässt. Wenn der Körper seiner Energiereserven beraubt wird, kann er die anfallenden Reparaturarbeiten nach den harten Sporteinheiten nicht durchführen, was zu einem schwachen und für andere Stressfaktoren anfälligen Herz-Kreislauf führt. Überanstrengung ist auch schlecht für die Thymusdrüse. Genauer gesagt, kann die Thymusdrüse, welche die Lymphozyten aktiviert (die Immunzellen, die uns vor Krankheiten schützen) und die Energiereserven kontrolliert, sich verkleinern. Dies kann Unruhe im Körper erzeugen und ihn für alle möglichen Krankheiten anfällig machen.

In diesem Licht gesehen, ist es am Besten, wenn Sie eine Sportart wählen, die Ihrer Leistungsfähigkeit entspricht. Wenn Sie Sport treiben, stellen Sie sicher, dass Sie durch die Nase atmen, um die schädliche „*Adrenalinatmung*" zu vermeiden. Wenn Sie im aerobischen Bereich bleiben, und durch die Nase (und nicht durch den Mund) atmen, ist Sport effektiv und günstig für die Gesundheit. Wenn Ihnen die Luft ausgeht, werden Sie langsamer oder hören Sie ganz mit dem Training auf. Sie können dann wieder anfangen, wenn Ihre Atmung wieder normal ist. Dieser einfache Leitfaden kann Sie vor Schäden schützen, die vom Sport ausgehen können, wie Überanstrengung, zuviel Milchsäure, usw.

Da Sport so wichtig für die Gesundheit von Körper und Geist ist, versuchen Sie jeden Tag etwas Sport zu treiben, auch wenn es nur 10 Minuten sind. Es ist dabei wichtig, nicht 50% Ihrer sportlichen Leistungsfähigkeit zu überschreiten. Die Hauptsache ist, nicht müde zu werden. Wenn Sie zum Beispiel 30 Minuten lang schwimmen können, ohne müde zu werden, schwimmen Sie nur 15 Minuten. Mit der Zeit wird sich Ihre Leistungsfähigkeit verbessern. Vergessen Sie nicht: sowohl Überanstrengung wie auch Sportmangel schwächen das Immunsystem, behindern die Leberfunktionen und überschwemmen das Blut mit toxischen Stoffen.

Eine einfache Handübung bzw. -massage hat sich als Vorbeugungsmaßnahme und Hilfsmittel bei der Behandlung von Leber und Gallenblase bewährt. Massieren Sie die Außenkante jeder Hand, in der Nähe vom kleinen Finger, bis jede Empfindlichkeit wegmassiert ist. Dies stimuliert eine träge Leber und Gallenblase.

17. Setzen Sie sich regelmäßig der Sonne aus

Ihr Körper kann Vitamin D synthetisieren, indem die ultravioletten Strahlen der Sonne mit einer Cholesterinform in der Haut reagieren. Regelmäßige Sonnenbestrahlung reguliert Cholesterinwerte. Doch im Gegensatz zu cholesterinsenkenden Arzneimitteln erhöhen die Sonnenstrahlen *nicht* den Cholesteringehalt der Galle, was eine Hauptursache für Gallensteine ist. Die Sonne hat eher eine ganzheitliche Wirkung, dass heißt, das alle Körperfunktionen davon profitieren. Bewiesenermaßen hat ultraviolettes Licht unter anderen gesundheitsfördernden Wirkungen auch folgende: Es verringert Bluthochdruck, erhöht die Herzkapazität und die Glukogenreserven (komplexe Kohlenhydrate) der Leber, reguliert den Blutzucker, verbessert die Widerstandskraft des Körpers gegenüber Infekten (Erhöhung des Lymphozyten- und Phagozytenindex) und die Sauerstoffaufnahme des Blutes, erhöht die Ausschüttung der Sexualhormone.

Sonnenbaden kann jedoch schädlich sein für diejenigen, die sich von sehr säurebildenden, stark verarbeiteten Produkten und raffinierten Fetten ernähren. Auch Alkohol, Zigaretten und andere Substanzen, die den Mineralstoff- und Vitaminhaushalt ausrauben, wie allopathische und halluzinogene Mittel, können die Haut anfällig für ultraviolette Strahlen machen. Nachdem alle Gallensteine aus der Leber und der Gallenblase entfernt worden sind, wird gemäßigte Sonnenbestrahlung nicht schädlich sein. Während der Sommermonate ist es ratsam, direkte Sonnenbestrahlung zwischen 10:00 und 15:00 Uhr zu vermeiden, während genau diese Zeiten im Winter für den Körper sehr günstig sind.

Um die beste Wirkung zu erzielen, ist es ratsam, vor dem Sonnenbad zu duschen. Im Gegensatz zum weitverbreiteten Glauben, ist es wichtig, keine Sonnenfilter zu benutzen. Sonnenfilter vermeiden Krebs nicht, sondern verursachen ihn. Sonnenfilter filtern „erfolgreich" alle günstigen Eigenschaften der Sonne heraus.[15] Beginnen Sie Ihre Sonnenbehandlung, indem Sie (wenn möglich) Ihren ganzen

---

[15] Für mehr Informationen über die günstige Wirkung von Sonnenstrahlen und die schädigende Wirkung von Sonnenfiltern, s. *Timeless Secrets of Health and Rejuvenation.*

Körper täglich einige Minuten lang der Sonne aussetzen. Verlängern Sie dann die Zeit in der Sonne täglich um einige Minuten, bis Sie 20-30 Minuten erreichen. Als Alternative können Sie eine Stunde lang in der Sonne spazieren gehen. Dies wird Ihnen genügend Sonnenlicht geben, um Ihren Körper und Ihren Geist gesund zu halten, vorausgesetzt, Sie beachten die Grundregeln einer ausgewogenen Ernährung und Lebensweise.

18. Nehmen Sie Leberkräuter

Es gibt eine Anzahl von Kräutern, die Ihre Leberfunktion stärkt, sie nährt und ihr ihre Vitalität zurückgibt. Am besten werden sie vermischt und als Tee 10 Tage lang bei jedem Jahreszeitenwechsel oder während einer akuten Krankheit getrunken. Auch wenn es viele Kräuter gibt, die die Leber stärken und das Blut reinigen, sind die folgenden die wichtigsten:

Löwenzahnwurzel (Dandelion Root)
Beinwellwurzel (Comfrey Root) *1.
Süßholzwurzel (Licorice Root)
Odermennig (Agrimony)
Wilde Yamswurzel (Wild Yam Root)
Berberitze (Barberry Bark)
Eichenrinde (Tanners Oak Bark)
Mariendistel (Milk Thistle Herb)
Erdrauch (dies ist das in Europa heimische Kraut, welches anstelle des Amerikanischen Krauts „Bearsfoot" eingenommen werden kann)

Hinweis:
*1. Im Gegensatz zur Meinung einiger Heilpraktiker, habe ich nie Hinweise auf schädliche Nebenwirkungen von Beinwellwurzel erlebt, sondern nur positive Wirkungen, vor allem für die Leber.
2. Die botanische Bezeichnung finden Sie am Ende des Buches unter *Produktinformationen.*

Die beste Wirkung erzielen Sie, wenn Sie alle diese Kräuter, wenn möglich zusammen, einnehmen. Mischen Sie die Kräuter zu gleichen Teilen (je 20g oder 1 oz) (außer bei der Beinwellwurzel, nur die Hälfte der Menge: 10g oder ½oz). Geben Sie ca. zwei Esslöffel dieser Mischung in 0,75 l Wasser. Lassen Sie die Mischung 6 Stunden lang oder über Nacht ziehen, bringen Sie sie dann zum

Sieden und lassen Sie sie 10 Minuten lang köcheln, bevor Sie absiehen und die Kräuter entfernen. Trinken Sie täglich zwei Tassen dieses Kräutertees, wenn möglich auf nüchternen Magen.

Wenn er unvermischt und alleine getrunken wird, hat Tee aus der Rinde des roten Lapacho-Baumes, auch als *Pau d'Arco, Ipe Roxa* und *Taheebo* bekannt, eine *sehr starke* Wirkung auf die Leber und das Immunsystem. Das *Chaparral*-Kraut der amerikanischen Indianer hat trotz seines bitteren Geschmacks eine außerordentlich gute reinigende Wirkung auf Leber und Blut.

19. Wenden Sie täglich die Öltherapie an.

Die Öltherapie ist eine einfache, aber erstaunlich effiziente Blutreinigungsmethode, die bei vielen Störungen mit Erfolg angewandt wurde, einschließlich Erkrankungen des Blutes, Lungen- und Leberstörungen, Zahn- und Zahnfleischerkrankungen, Kopfschmerzen, Nervenleiden, Hauterkrankungen, Herz- und Nierenleiden, Magengeschwüren, Appetitmangel, Darmbeschwerden, Enzephalitis, Frauenleiden, schlechtes Gedächtnis, ein geschwollenes Gesicht und geschwollene Tränensäcke. Die Therapie besteht darin, das Öl in kleinen Schlucken als Mundspülung zu benutzen.

Für diese Therapie brauchen Sie kaltgepresstes, unraffiniertes Sonnenblumen- oder Sesamöl. Am Morgen, vor dem Frühstück, nehmen Sie einen Teelöffel Öl in den Mund, aber schlucken Sie es nicht herunter. Spülen Sie langsam 3-4 Minuten lang Ihren Mund mit dem Öl, kauen Sie es und ziehen es durch die Zähne. Dadurch wird es gründlich mit Speichel vermischt und aktiviert die freigesetzten Enzyme. Die Enzyme ziehen Schlacken aus dem Blut heraus. Daher ist es wichtig, das Öl nach nicht länger als 3-4 Minuten wieder auszuspucken. Sonst werden die Schlacken wieder resorbiert. Sie werden sehen, dass das Öl eine milchige weiß-gelbliche Farbe angenommen hat (gesättigt mit Schlacken und Millionen von schädlichen Bakterien).

Um optimale Ergebnisse zu erzielen, wiederholen Sie diese Prozedur noch zwei Mal. Danach spülen Sie ihren Mund mit einem halben Teelöffel Natron oder einem halben Teelöffel unraffiniertem Salz.

Dadurch werden alle Reste des Öls und der Schlacken entfernt. Zusätzlich können Sie sich die Zähne putzen, damit der Mund sauber wird. Es ist auch empfehlenswert, sich die Zunge zu schaben.

Einige der sichtbaren Wirkungen dieser Öltherapie sind das Verschwinden von Zahlfleischbluten und weiße Zähne. Während einer Krankheit kann diese Prozedur drei mal am Tag durchgeführt werden, aber nur auf nüchternen Magen. Die Öltherapie entlastet die Leber sehr und stärkt die Leberfunktionen, da es Schlacken aus dem Blut entfernt, die die Leber nicht entgiften oder entfernen konnte. Dies hat eine günstige Wirkung auf den gesamten Körper.

20. Entfernen Sie alle Amalgamfüllungen

Amalgamfüllungen sind eine ständige Quelle von Vergiftung und möglicherweise von allergischen Reaktionen im Körper. Mit der Zeit korrodiert jedes Metall, vor allem im Mund, wo es eine hohe Konzentration von Luft und Feuchtigkeit gibt. Quecksilberhaltige Amalgamfüllungen setzen ihre extrem toxischen Bestandteile in den Körper frei, einer der Gründe, warum in Deutschland den Zahnärzten per Gesetz verboten ist, sie bei schwangeren Frauen einzusetzen. In vielen europäischen Ländern sind sie bereits ganz verboten.

Wenn Quecksilber für Mutter und Kind gefährlich ist, kann man davon ausgehen, dass dies auch für alle anderen Menschen gilt. Vor allem die Leber und die Nieren, die mit den toxischen Substanzen, die von Amalgamfüllungen stammen, fertig werden müssen, werden langsam vergiftet. Cadmium, zum Beispiel, welches benutzt wird, um Gebissen die rosa Farbe zu geben, ist fünf Mal so giftig wie Blei. Es braucht nicht viel davon, um den Blutdruck in die Höhe schnellen zu lassen. Thallium, das ebenfalls in Quecksilber-Amalgamfüllungen zu finden ist, verursacht Beinschmerzen und Paraplegie. Es schädigt das Nervensystem, die Haut und den Herz-Kreislauf. Alle Rollstuhlpatienten, die auf Metallvergiftungen getestet wurden, hatten bei Thallium ein positives Ergebnis. Viele Menschen, die, einige Jahre nachdem sie Amalgamfüllungen erhalten hatten, ihr Leben im Rollstuhl verbringen mussten, wurden wieder völlig gesund, als ihnen alle Metallfüllungen aus dem Mund entfernt wurden. Thallium ist bei Dosierungen von 0,5-1.0 Gramm tödlich.

Andere Bestandteile von Amalgam sind für ihre karzinogene (Krebserregende) Wirkung bekannt. Es handelt sich u.a. um Nickel, das in Goldkronen, Zahnspangen und Kinderkronen benutzt wird, und Chrom. Alle Metalle korrodieren (auch Gold, Silber und Platin) und der Körper nimmt sie auf. Frauen mit Brustkrebs haben oft große Ansammlungen an gelösten Metallen in den Brüsten. Wenn der Mund frei von Metallen ist, verschwindet es auch aus den Brüsten. Und die meisten Zysten schrumpfen und verschwinden von ganz alleine.

Das Immunsystem des Körpers reagiert automatisch auf toxische Metalle im Körper und kann möglicherweise allergische Reaktionen entwickeln. Diese Allergien zeigen sich als Nebenhöhlenvereiterung, Tinnitus, vergrößerter Nacken und Drüsen, Blähungen, vergrößerte Milz, Arthrose, Kopfschmerzen und Migräne, Augenleiden und sogar schwerwiegende Komplikationen wie Lähmung oder Herzinfarkte. Ein einleuchtender Weg, all diese Leiden zu mindern, führt dahin, alle Metallfüllungen zu entfernen und sie mit Kunststofffüllungen, die *kein* Metall enthalten, zu ersetzen. Zusätzlich sollten die Leber und die Nieren gereinigt werden und 10 Tage lang, nachdem eine Füllung ersetzt wurde, Leberkräuter als Tee getrunken werden(Anleitung s.o.).

21. Bringen Sie Ihre emotionale Gesundheit ins Gleichgewicht

Auf einer tieferen Ebene ist jedes körperliche Leiden ein Zeichen eines emotionalen Ungleichgewichts. Gefühle sind Signale von Wohlsein oder Unwohlsein, die unser Körper uns ununterbrochen während unserer bewussten Existenz sendet. Sie enthalten spezifische Vibrationen, die wie eine Art Wetterbericht fungieren und uns vermitteln, wie wir uns gegenüber uns selbst fühlen, gegenüber anderen und gegenüber dem, was „gut" oder „schlecht", „richtig" oder „falsch" in unserem Leben und in unserer Welt ist. Gefühle sind wie ein Spiegel, der uns alles offenbart, was wir brauchen, um durch die Höhen und Tiefen des Lebens zu kommen. Unser Körper, der nur *gefühlt* werden kann, ist solch ein emotionaler Spiegel oder Bote. Ein dreckiger Spiegel zeigt uns nur einen Teil unseres Selbst oder verzerrt unser Spiegelbild. Wenn wir emotional blockiert und nicht in der Lage sind, zu verstehen, was uns widerfährt, liegt der Grund darin, dass wir nicht bereit sind, die Signale, die unser Körper uns sendet, zu hören, zu verstehen und zu befolgen.

Alle emotionalen Probleme sind ein Zeichen von mangelndem Bewusstsein. Wenn wir nicht genau wissen, warum wir uns diesen emotionalen und/oder körperlichen Herausforderungen stellen müssen, heißt das, dass wir nicht mit uns selber in Kontakt sind und daher nicht in der Lage, positive Veränderungen in unserem Leben in Angriff zu nehmen. Viele Menschen sind so von ihren Gefühlen abgekapselt, dass sie nicht einmal wissen, *was* sie fühlen. Achtsamkeit lenkt unsere Aufmerksamkeit wieder zu uns selbst, wo wir sind, und wer wir sind. Indem wir *bei* unseren Gefühlen bleiben, solange sie andauern, können wir die unglaublich kreativen Kräfte freilassen, die in uns verborgen sind. Gefühle sind nicht dazu da, um beurteilt oder unterdrückt zu werden; sie sind dazu da, verstanden zu werden. Wenn wir lernen, sie zu beobachten, werden wir anfangen, ihren wahren Sinn zu verstehen. Anstatt unbewusst auf eine schwierige Situation oder Person zu *reagieren*, werden wir, geführt von unserem freien Willen, *handeln* können.

Gefühle wollen anerkannt werden, denn sie sind der einzige Weg, den unser Körper hat, uns zu vermitteln, was wir wirklich von anderen und von uns selbst halten. Indem wir alle unsere Gefühle und Emotionen akzeptieren und ehren, anstatt sie zu unterdrücken, werden wir eine neue Realität in unserem Leben erfahren, eine, die uns von Vorurteilen und Schmerzen befreit. Wir werden anfangen, in allem, was uns passiert, einen Sinn und einen Zweck zu sehen, egal, ob es „richtig", „falsch", „gut" oder „schlecht" ist. Dadurch wird die Angst gebannt, und alle anderen Gefühle, die durch Angst entstehen. Unsere Gefühle ins Gleichgewicht zu bringen, ist eine der wichtigsten nicht-körperlichen Methoden, einen Zustand von Gesundheit, Glück und Frieden zu erreichen.

Die Vorgehensweisen, Berichte und Abbildungen, die in meinem Buch *Lifting the Veil of Duality* enthalten sind, wurden geschaffen, um Ihre emotionale Gesundheit wieder herzustellen (s. *Weitere Bücher und Produkte vom Autor*). Es könnte sogar sein, dass Ihre Auffassung von Problemen, Einschränkungen, Erkrankungen, Schmerz und Leid sich tiefgreifend verändert, nachdem Sie dieses Buch gelesen haben. Darüber hinaus könnte es sein, dass das, was Sie vorher schneller altern ließ oder sogar eine Krankheit hervorgerufen hat, sich schnell in kraftvolle Möglichkeiten verwandelt, Freude, Überfluss, Vitalität und Verjüngung für den Rest Ihres Lebens zu erfahren.

In der Zwischenzeit könnte es Ihnen viel bringen, diese einfache Methode, Ihre Gefühle ins Gleichgewicht zu bringen, anzuwenden:

Gehen Sie in Ihrem Geist zurück zu einer schönen Zeit in Ihrer Kindheit, vielleicht zu der Zeit, in der Sie drei Jahre alt waren. Erinnern Sie sich daran, wie frei und voller Freude Sie damals waren. Sie hatten keine Vorurteile darüber, was gut und böse, richtig oder falsch, schön oder hässlich, usw. bedeuten. Sehen Sie, wie Sie auf andere Menschen mit Bewunderung, völliger Gelöstheit und unschuldiger Offenheit zugingen. Sie waren interessiert an all dem, was ist, und Sie fühlten sich sicher, genährt und geliebt. Nun versetzen Sie sich in eine Situation in Ihrem Leben, wo es nicht mehr so war, in der Sie sich ungeliebt, ungeachtet, abgestoßen, kritisiert, ausgenutzt, usw. gefühlt haben. Werden Sie sich der Härte und der Kälte in Ihrem Herzen bewusst. Gehen Sie nun zurück zum unschuldigen Geist Ihrer kindlichen Natur und bringen Sie ihn in die Situation, die Sie so verletzt hat. Füllen Sie Ihr Herz mit dieser dreijährigen Unschuld und Freude und lassen Sie sie um sich herum ausstrahlen. Sehen sie, wie alle anderen auch diese Gefühle ausstrahlen. Nun gehen Sie zu einer anderen Situation, die Sie unglücklich gemacht hat, und wiederholen das Ganze. Durchleben Sie jede schwierige oder negative Erfahrung Ihres Lebens und heilen Sie sie mit Hilfe Ihres dreijährigen Selbst.

Diese Übung ist so wirksam, weil es in Wirklichkeit keine lineare Zeit gibt; es ist nur ein Konzept, das wir benutzen, um Ereignisse der Vergangenheit, dem Jetzt oder der Zukunft zuzuordnen. In Wirklichkeit haben vergangene Ereignisse heute die gleiche starke Wirkung auf uns wie damals. Deshalb gibt es so viel Angst, Anspannung, Stress, Wut, Konflikte und Gewalt in unserer Welt. Die meisten Menschen können Ihre Vergangenheit nicht loslassen und bringen daher die gleichen Abläufe wieder in ihr Leben, um Sie in

irgend einer Weise zu bewältigen. Indem Sie die negative Auswirkung Ihrer Vergangenheit durch diese einfache Übung der
Selbstbestärkung neutralisieren, können Sie wort-wörtlich Ihre Vergangenheit verändern und dadurch auch die heutigen und zukünftigen
Gegebenheiten Ihres Lebens.

Es kann bis zu zwei Wochen dauern (bei 20-30 Minuten täglich),
um sich durch alle vergangenen unausgeglichenen Emotionen
durchzuarbeiten und sie zu heilen, aber die Mühe lohnt sich. Wann
auch immer Sie in Ihrem Leben negativ auf etwas reagieren, heißt das,
dass Sie schon vorher eine ähnliche unausgeglichene emotionale
Erfahrung gemacht haben. Indem Sie alle ungewollten Erfahrungen,
die Sie zwischen Ihrer Kindheit und dem jetzigen Zeitpunkt gemacht
haben, ins Gleichgewicht bringen, können Sie die Wurzeln aller
emotionalen, psychischen, körperlichen und spirituellen Probleme
ausmerzen und die Entstehung von neuen Problemen verhindern.

Kapitel 6

Was kann ich von einer Leberreinigung erwarten?

Ein Leben frei von Erkrankungen

Krankheiten gehören nicht zur Bestimmung unseres Körpers. Krankheitssymptome sind lediglich Signale, dass der Körper versucht, einen schweren Schaden oder sogar eine lebensgefährdende Situation zu vermeiden. Wir werden krank, wenn unser Immunsystem geschwächt und durch angesammelte Schlacken überlastet ist. Wenn es dem Körper schlecht geht, versucht er sich auf verschiedene Arten zu helfen. Ein Teil seiner Selbstverteidigungs- und Reinigungsmethoden besteht oft aus Fieber, Infekten, Entzündungen, Geschwüren und Schmerzen. In schwerwiegenden Fällen helfen Krebs und Plaqueansammlungen an den Arterienwänden eine unmittelbare Katastrophe zu vermeiden.[16] Den meisten Arten von innerem „Ersticken" gehen blockierte Lebergallengänge voran, oder sie werden davon begleitet. Wenn die Leber, Hauptproduktionsstätte und wichtigstes Entgiftungszentrum des Körpers, mit Gallensteinen verstopft ist, ist Krankheit eine wahrscheinliche Folge.

Indem die Lebergallengänge von allen Verstopfungen befreit werden und eine ausgeglichene Ernährung und Lebensweise eingehalten wird, kehrt der Körper auf natürliche Weise in einen Zustand des Gleichgewichts (Homöostase) zurück. Dieses Gleichgewicht ist, was man "gute Gesundheit" nennt. Der alte Spruch: "Vorbeugen ist besser als Heilen" ist für die Leber besonders zutreffend. Wird die Leber von Gallensteinen freigehalten, ist es sehr schwer, dieses

---

[16] Für ausführliche Details über die vier Hauptgründe von Krankheiten, wie Krankheiten sich entwickeln und die echten Gründe für Krebs, Herzerkrankungen und AIDS, etc. verweise ich auf *Timeless Secrets of Health and Rejuvenation*.

Gleichgewicht zu stören. Eine saubere Leber zu haben, bedeutet quasi eine Gesundheitsgarantie zu haben.

Versicherungen und deren Kunden würden auf verschiedene Weise sehr von der Leberreinigung profitieren. Die Versicherungen könnten ihre Prämien und Ausgaben senken und die versicherte Bevölkerung würde sich besserer Gesundheit erfreuen, hätte weniger krankheitsbedingte Ausfalltage bei der Arbeit und wäre frei von der Angst und den Schmerzen, die Krankheiten meistens begleiten. Die ältere Generation würde nicht mehr als eine Last empfunden, da sie sich immer mehr um sich selber kümmern könnte, anstatt immer weniger. Die Kosten des Gesundheitswesens könnten dramatisch gesenkt werden, was vielleicht der einzige Weg ist, den Fortschritt und den Wohlstand in Ländern wie den USA und Großbritannien zu sichern. Wenn der gegenwärtige Trend der Kosteneskalation im Gesundheitswesen in den USA anhält, werden große Unternehmen wahrscheinlich bankrott gehen. Im Jahre 2001 überschritten die Kosten des Gesundheitswesens in den USA die Trillionen-Grenze.

Ein gutes Gesundheitswesen kann nicht nach den Summen bewertet werden, die zur Behandlung von Symptomen ausgegeben werden. Wenn nur die Symptome behandelt werden, kommt es zwangsläufig zu weiteren Behandlungen, da die Ursachen der Krankheit ignoriert werden und sich noch verschlechtern, wenn sie nicht behandelt werden. Um Symptome "erfolgreich" zu behandeln, was bedeutet, dass man die körpereigenen Heilungskräfte unterdrückt, muss man auf giftige Arzneimittel, Bestrahlungen oder Operationen zurückgreifen. All diese Formen medizinischer Eingriffe habe schädliche Nebenwirkungen, die wiederum selber Ursachen von weiteren Krankheiten werden, die behandelt werden müssen. Die schnellen Behandlungsmethoden, die Krankheitssymptome unterdrücken, sind die Hauptursache chronischer Erkrankungen, vorzeitigem Tod und natürlich in die Höhe schnellender Gesundheitskosten. Im Gegensatz dazu kostet es nicht viel, die Krankheiten (wirklich) zu heilen, und neue Krankheiten zu vermeiden. Die konventionelle Medizin wird für die meisten Menschen auf der Erde immer weniger erschwinglich und wird wahrscheinlich in Zukunft zum Privileg einiger, relativ weniger Menschen werden. Wenn in den

USA die Leberreinigung von Ärzten verschrieben würde, und sei es nur an Patienten mit Gallenblasenleiden, könnte es schon diesen 20 Millionen Patienten helfen, ein normales, angenehmes Leben zu führen und würde viele verwandte Krankheiten verhindern.

Die Leberreinigung vollbringt weit mehr als nur die Leber- und Gallenblasenfunktionen wieder herzustellen, sie hilft den Menschen ihre Gesundheit für den Rest ihres Lebens aktiv in die eigenen Hände zu nehmen. Eine Versicherung gegen Krankheiten könnte kein Leben ohne Krankheiten garantieren. Eine gute Gesundheit ist die natürliche Folge, wenn Sie Ihren Körper frei von Gallensteinen und anderen giftigen Schlackenansammlungen halten, und wenn Sie die Mindestanforderungen zur Erhaltung von Jugend und Vitalität während Ihres Lebens einhalten.

Verbesserte Verdauung, Energie und Vitalität

„Gute Verdauung" schließt drei Grundprozesse des Körpers ein:
Die gegessene Nahrung wird in ihre Nährstoffe zerlegt;
1. Die Nährstoffe werden resorbiert, an alle Zellen verteilt und effizient verstoffwechselt;
2. Die Stoffwechselabbauprodukte werden rückstandslos durch die Ausscheidungsorgane und -systeme beseitigt.

Der Körper braucht eine gute Verdauung, um die beständige, effiziente Funktion seiner 60-100 Trillionen Zellen sicherzustellen. Um Homöostase zu gewährleisten, muss der Körper 30 Billionen neuer Zellen bilden, um die alten, verschlissenen oder geschädigten Zellen zu ersetzen. Wenn dies problemlos Tag für Tag und Jahr für Jahr stattfindet, wird die neue Generation von Körperzellen genauso effizient und gesund wie die vorige sein. Auch wenn gewisse Zellen nicht ersetzt werden können, wie z. B. die Herz- und Gehirnzellen (wobei diese Theorie zur Zeit aktualisiert wird), werden zumindest ihre Bestandteile wie Kohlen-, Sauer-, Wasser- und Stickstoffatome immer wieder erneuert.

Der natürliche Grundumsatz der Zellen oder Atome kommt jedoch bei den meisten Menschen nicht mehr vollständig oder effizient zustande, denn sie leben in einer hektischen Welt mit wenig Zeit für eine gesunde Lebensweise und eine ausgeglichene Ernährung. Die Menschen sind heutzutage ungesund, weil sie eine ungesunde Kost zu sich nehmen. In Gegensatz dazu bestünde eine nahrhafte Kost aus natürlichen, unverschmutzten Nahrungsmitteln und frischem, sauberem Wasser. Nur sehr wenige Gesellschaften, die in entfernten, isolierten Gegenden wohnen, wie den Abkhasischen Bergen in Südrussland, dem Himalaja-Gebirge in Indien, Tibet and China, den Anden in Südamerika oder nördlichen Teilen von Mexiko, haben es geschafft, Jugend und Vitalität in allen Altersgruppen zu bewahren. Ihre Ernährung setzt sich ausschließlich aus reiner, frischer Kost zusammen. Sie brauchen jedoch nicht in entfernten Gegenden dieser Welt zu leben, um gesund zu sein. Eigentlich ist es ganz normal, mit 100 oder mehr Jahren perfekte Blutgefäße zu haben (**s. Abb.14**).

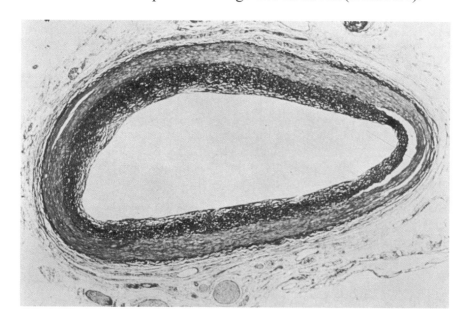

Abbildung 14: Arterien-Querschnitt einer 100-jährigen amerikanischen Frau

Indem wir unseren Körper reinigen und ihn bestmöglich behandeln, können wir alle unsere Lebensqualität verbessern und einen Zustand von großer Energie und Vitalität erreichen, was dem normalen Gesundheitszustand entspricht und jedem Menschen zusteht. Ein gut funktionierendes Verdauungssystem und eine von Gallensteinen freie Leber sind die wichtigsten Voraussetzungen, damit der Körper seine Zellen ohne Ansammlung von Toxinen problemlos erneuern kann. Gegen das Älterwerden und gegen Krankheiten gibt es kein besseres Gegenmittel.

Schmerzfrei sein

Schmerz ist ein Signal, das der Körper zur Identifikation und Beseitigung gewisser Probleme oder Fehlfunktionen nutzt. Schmerz an sich ist keine Krankheit, sondern das Anzeichen einer normalen Immunreaktion auf eine ungewöhnliche Situation. Verschwindet der Schmerz von alleine, ohne die Hilfe von Schmerzmitteln, ist dies ein Anzeichen dafür, dass der Körper wieder im Gleichgewicht ist. Chronische Schmerzen deuten auf eine ungenügende Immunreaktion hin und darauf, dass die Ursache des Problems noch nicht beseitigt wurde.

Alle Gallensteine aus Leber und Gallenblase zu entfernen kann Schmerzen im Körper lindern und beseitigen, egal, ob es sich um Gelenk-, Kopf-, Nerven-, Muskel- oder Organschmerzen handelt. Der Körper ist so gesund, wie das Blut und die Lymphe es sind. Wenn Blut und Lymphe mit großen Mengen an Toxinen überlastet sind, wie es bei einer verstopften Leber der Fall ist, können Zellen und Gewebe in den schwächeren Bereichen des Körpers gereizt, entzündet, vergiftet oder geschädigt sein. Wenn die Verdauung, der Stoffwechsel und die Ausscheidung von Schlacken wegen einer schwachen Leberfunktion eingeschränkt sind, kann das Immunsystem des Blutes nicht mehr seine heilende Wirkung im Körper gewährleisten.

Die Heilungsreaktion hängt von der Effizienz des Immunsystems ab, welches zum größten Teil im Darm angesiedelt ist. Die Leber, das Hauptorgan von Verdauung und Nahrungsstoffwechsel, muss frei von jeglichen Behinderungen (Gallensteinen) sein, um eine Überbelastung und Überforderung des Immunsystems zu verhindern. Ist das Immunsystem im Darm geschwächt, ist es auch in anderen Teilen des Körpers geschwächt. Schmerz wird automatisch gelindert, wenn die

Verstopfung aufgehoben ist und das Immunsystem wieder voll funktionsfähig ist. Schmerz muss nicht behandelt werden, es sei denn, er ist unerträglich. Da chronische Schmerzen durch chronische Verstopfungen verursacht werden, sollten Leber, Darm, Nieren und Lymphsystem gereinigt werden, bevor der Schmerz behandelt wird. In den meisten Fällen verschwinden dadurch alle Schmerzen und es entstehen strahlende Gesundheit und ein starkes Immunsystem.

Ein flexibler Körper

An der körperlichen Flexibilität kann gemessen werden, wie gut die Organe, die Gelenke, die Muskeln, das Bindegewebe und die Zellen durch unsere Nahrung, unser Wasser und unsere Luft genährt werden. Die Verdauungs- und Stoffwechselfunktionen, die all dies unseren Zellen zur Verfügung stellen, müssen in einem einwandfreien Zustand sein, um langfristige Gesundheit zu gewährleisten. Steife Gelenke und Muskeln deuten auf durch schlechte Verdauung und Ausscheidung verursachte saure Schlacken in diesen Körperteilen hin.

Jeder, der Yoga, Gymnastik oder andere Sportarten ausübt und eine oder mehr Leberreinigungen durchführt, bemerkt eine erhöhte Flexibilität in der Wirbelsäule, den Gelenken und den Muskeln. Ansammlungen von Mineralstoffen in Nacken und Schultern beginnen sich aufzulösen und die Schmerzen und die Steifheit verschwinden. Der gesamte Körper fühlt sich mehr "verbunden" an, da das Bindegewebe, welches die Zellen zusammenhält, flüssiger wird.

Ein Fluss voll reinen, klaren Wassers fließt einfacher und mit weniger Reibung, als einer voller Dreck und Schlamm. Eine der Hauptfunktionen der Leber ist es, das Blut dünnflüssig zu halten, damit es die Nährstoffe zu den Zellen bringen, die Schlacken entsorgen und Hormone rechtzeitig an ihr Ziel befördern kann. Dickflüssiges Blut ist ein gemeinsames Merkmal der meisten Krankheiten und macht sich u.a. durch einen Mangel an Flexibilität in einigen Körperteilen bemerkbar. Sind die Wirbelsäule und Gelenke ständig steif und schmerzhaft, ist dies ein Anzeichen von Kreislaufschwierigkeiten in den meisten inneren Organen. Der Blutkreislauf wird durch das Entfernen von Gallensteinen aus der Leber stark verbessert. Dadurch erhöhen sich die Flexibilität und Mobilität des Körpers. Und durch ein gutes und regelmäßiges Fitness-Programm wird diese neue Flexibilität begünstigt und erhalten.

Einem flexiblen Körper wird auch ein offener und anpassungsfähiger Geist unterstellt. Im Gegensatz dazu ist ein steifer Körper ein Anzeichen von einem rigiden und angstvollen Geist. Wird der Körper mit dünnerem Blut durchströmt und dadurch harte Strukturen aufgeweicht, weitet sich auch die geistige Haltung und wird von mehr Toleranz und Offenheit geprägt. Dadurch sind wir besser in der Lage, die Gelegenheiten im Hier und Jetzt zu nutzen, und so große Freude und Erfüllung an jedem einzelnen Tag zu erleben.

Umkehr des Alterungsprozesses

Das Altern wird allgemein als etwas Unvermeidliches betrachtet; es wird früher oder später jeden treffen. Diese Sichtweise bezieht sich jedoch nur auf die "negativen" Seiten. Das Altern kann auch als eine Entwicklung betrachtet werden, die das Leben reichhaltiger macht und für mehr Weisheit, Erfahrung und Reife sorgt. Diese Tugenden sind bei jungen Leuten selten zu finden. Die negative Seite des Alterns, mit der sich die meisten Menschen identifizieren, ist eine Stoffwechselstörung, die sich langsam mit der Zeit entwickelt.

Die unerwünschten Folgen des Älterwerdens entstehen durch Fehlfunktionen auf der Zellebene. Wenn die Körperzellen nicht in der Lage sind, die täglich erzeugten Schlacken schnell genug zu entsorgen, wird ein Teil davon in der Zellmembran gespeichert; die Zellmembran wird zum "Abfalleimer". Die Zellen können ihre Stoffwechselabfallprodukte nicht entsorgen, weil das umgebende Bindegewebe (verursacht durch Lymphblockaden) mit anderen Schlacken übersättigt ist. Mit der Zeit wird diese uneffiziente Entsorgung immer schlimmer und bemerkbar. Die gespeicherten Schlacken unterbinden die Versorgung der Zellen mit Sauerstoff, Nährstoffen und Wasser und verdicken die Zellwände immer mehr. Die Zellmembran eines Neugeborenen ist sehr dünn, fast durchsichtig und farblos. In der heutigen Zeit ist die Zellmembran einer 70jährigen

Durchschnittsperson mindestens fünf Mal so dick wie die eines Babys und hat meistens eine braune, wenn nicht gar schwarze Farbe. Es ist diese Zelldegeneration, die allgemein als Altern bezeichnet wird.

Auch im Alter werden alle Zellen routinemäßig durch neue ersetzt; doch sind die neuen Zellen in einem nicht viel besseren Zustand als die alten. Das betroffene Gewebe oder die betroffenen Zellgruppen sind schwach geworden und leiden an Unterernährung, was der neuen Zellgeneration einen schlechten Start ins Leben verheißt. Daher dauert es nicht lange, bis die Membran der neuen Zellen auch verdickt und verstopft ist. Die Zellen haben nie die Möglichkeit sich zu gesunden jungen Zellen zu entwickeln. Je mehr Zellen und das sie umgebende Bindegewebe mit giftigen Schlacken übersättigt werden, desto mehr altern und verfallen ganze Organe im Körper.

Die Haut, das größte Körperorgan, fängt auch an, an Unterernährung zu leiden. Folglich verliert sie ihre Spannkraft, verfärbt sich, wird trocken und spröde und bekommt aus Schlacken bestehende Flecken. Zu diesem Zeitpunkt werden die negativen Seiten des Alterns von außen sichtbar. Es ist also einleuchtend, dass das äußere Altern eine direkte Folge eines defekten Zellstoffwechsels ist, der zuerst im Körper stattfindet.

Eine schlechte Verdauung und Leberfunktion sind die Hauptursachen von schlechtem Zellstoffwechsel. Diese beiden Funktionen verbessern sich extrem, wenn *alle* Gallensteine aus Leber und Gallenblase und andere giftige Schlacken aus den Organen, Gewebe und Zellen durch einfache Reinigungsmethoden (wie in diesem Buch erklärt) entfernt worden sind. Sobald die Zellen ihre "dunkle Haut" verlieren (eine natürliche Folge der Reinigung), verbessert sich die Resorption von Sauerstoff, Nährstoffen und Wasser und daher auch die Vitalität und Effizienz der Zellen. Da Verdauung und Stoffwechsel sich ständig verbessern, werden die Zellen anstatt alt und müde wieder jung und dynamisch. Dies ist der Zeitpunkt, wo der Alterungsprozess umgekehrt wird und die positiven Aspekte des Älterwerdens überwiegen.

Innere und äußere Schönheit

Der sich ständig verbessernde Zellstoffwechsel wird sich in der Auffassung, die Sie über Ihr inneres Selbst haben, genauso zeigen, wie in Ihrem Äußeren. Alte Leute strahlen und sehen jung aus, wenn sie wirklich gesund sind. Junge Leute können ziemlich alt aussehen, wenn ihre Körper vergiftet und müde sind. Logischerweise müssen Sie, wenn Sie äußere Schönheit erreichen wollen, erst innere Schönheit erlangen.

Hat Ihr Körper große Mengen Schlacken angesammelt, ist er nicht in der Lage, Ihnen ein Gefühl von Schönheit und Selbstwert zu vermitteln. Es gibt immer noch Gruppierungen in weit entfernten Gegenden dieser Welt, die perfekte Gesundheit und Vitalität genießen. Sie reinigen regelmäßig Leber, Nieren und Darm mit Ölen, Kräutern und Säften. Diese Praktiken sind in unserer modernen Gesellschaft in Vergessenheit geraten, weil das Wichtigste die Verbesserung der äußeren Schönheit ist, und im Fall einer Krankheit die Heilung der Symptome, anstelle der Ursache.

Die Menschen, die eine Reihe von Leberreinigungen durchgeführt haben, berichten, dass sie sich in ihrem Körper, ihrem Leben und ihrer Umwelt viel besser fühlen. In vielen Fällen verbessert sich mit einem gereinigten Körper das Selbstwertgefühl und auch das Einfühlungsvermögen gegenüber anderen. Die Leberreinigung kann einen großen Beitrag im Hinblick auf Vitalität und innere Schönheit leisten. Sie wird nicht nur den Altersprozess verlangsamen oder umkehren, sie wird Ihnen auch ein Gefühl von Jugend und Attraktivität geben, egal wie alt Sie sind.

Verbesserte emotionale Gesundheit

Die Leberreinigung hat direkten Einfluss darauf, wie Sie sich gegenüber sich selbst und anderen fühlen. In Stresssituationen sind Sie wahrscheinlich gereizt, verärgert, frustriert und sogar wütend. Die meisten Menschen gehen davon aus, dass Stress etwas mit den äußerlichen Umständen in unserem Leben zu tun hat. Dies ist nur teilweise richtig. Unsere Reaktion gegenüber einigen Umständen,

Situationen oder Personen fallen nur deshalb negativ aus, weil wir nicht mit ihnen klar kommen.

Die Leber, die die Funktionen des Nervensystems aufrechterhält, indem sie es mit lebenswichtigen Nährstoffen versorgt, ist auch für unsere Stressreaktionen verantwortlich. Gallensteine verhindern die Verteilung von Nährstoffen, was den Körper dazu zwingt, auf mehrere Notmaßnahmen zurückzugreifen, wie z.B. die Ausschüttung von Stresshormonen. Für kurze Zeit hilft diese schnelle Notmaßnahme, die meisten Körperfunktionen aufrecht zu erhalten, doch früher oder später werden das Gleichgewicht des Körpers und das Nervensystem gestört. Angesichts dieses prekären Zustandes bedarf es nur eines äußeren Drucks oder einer schwierigen Situation, um eine übertriebene Stressreaktion auszulösen, welche einem wiederum das Gefühl gibt, gestresst oder überfordert zu sein.

Unsere emotionale Gesundheit ist sehr eng mit unserer körperlichen Gesundheit verbunden. Die Leber zu reinigen und sauber zu halten, hilft, emotionales Gleichgewicht zu gewährleisten. Indem Sie Gallensteine entfernen, entwurzeln Sie auch jedes tief sitzende Gefühl von Wut und Groll, welches schon lange dort gespeichert sein kann. Die Erleichterung, die mit diesem Loslassen von vergangenen, ungelösten Themen einhergeht, kann ein neues Gefühl von Leben hervorrufen. Das Gefühl von Freiheit und Euphorie, das oft gleich nach einer Leberreinigung empfunden wird, zeigt, was einen erwarten kann, wenn die Leber völlig sauber ist.

Ein klarer Geist und erhöhte Kreativität

Ein klarer Geist, ein gutes Gedächtnis, Kreativität und Konzentrationsvermögen hängen alle von der richtigen Ernährung des Gehirns und des Nervensystems ab. Ein ineffizienter Kreislauf hat eine abstumpfende und unterdrückende Wirkung auf alle mentalen Abläufe. Dadurch werden zusätzlich Stress und Druck auf das Nervensystem ausgeübt.

Mit jeder Leberreinigung werden Sie wahrscheinlich eine weitere Verbesserung Ihrer mentalen Fähigkeiten bemerken können. Viele Menschen berichten, dass ihr Geist weniger aufgeregt und entspannter ist. Andere berichten über eine plötzliche Flut an hervorragenden Gedanken, die ihre Arbeitsleistung und ihre Kreativität steigern. Künstler erzählen, dass sich ihnen eine neue Dimension ihrer kreativen Ausdruckskraft eröffnet, wie z.B. ihrer Wahrnehmung von Farbe und Form.

Menschen, die sich mit spirituellem Wachstum oder Selbstverwirklichung befassen, werden feststellen, dass das Entfernen aller Gallensteine aus der Leber ihnen Zugang zu tieferen, bislang versteckten Ebenen ihres Selbst verschaffen kann, und dass sie ihre Geisteskraft besser einsetzen können. Die Leberreinigung hilft vor allem, das *Chakra des Solar Plexus* ins Gleichgewicht zu bringen. Der Solar Plexus ist das körperliche Energiezentrum, welches für Willenskraft, Energieaufnahme und -verteilung sowie für Leber, Gallenblase, Magen, Pankreas und Milz verantwortlich ist. Dieser zentrale Teil vom Körper und Sitz von Gefühlen wird nach einer Reihe von Leberreinigungen weitaus ausgeglichener sein.

Kapitel 7

Erfahrungsberichte

„Die Leberreinigung, was für einen Unterschied sie macht! Ich bin eine 46-jährige Frau, die praktisch ihr ganzes Leben lang Probleme mit der Gesundheit hatte. Als Kind waren meine Probleme zwar klein, aber dafür zahlreich und ständig präsent. Als ich erwachsen wurde, wurden auch meine kleinen Probleme größer. Mein Weg zu guter Gesundheit war lang und besonders mühsam. Ich wurde von Kameras erforscht, mit Nadeln gestochen, gescanned, geröntgt, mit Kontrastmitteln vollgepumpt und hatte fünf Operationen. Mir wurden Unmengen an Medikamenten in unterschiedlichen Dosierungen von hoch bis außergewöhnlich hoch verschrieben, vor allem Antibiotika. Sie brachten immer eine kurze Linderung, aber die Probleme blieben und erschienen jedes Mal mit schlimmeren Symptomen an einer anderen Stelle meines Körpers. Schließlich war ich durch diesen medizinischen Hürdenlauf so erschöpft und am Ende meiner Kraft, dass ich beschloss, mich der alternativen Heilkunde zuzuwenden. Ich las alles, was mir in die Hände kam, stellte die Einnahme meiner verschriebenen Medikamente ein, änderte meine Ernährung und unterzog mich einer Colon-Hydro-Therapie. Es begann zu funktionieren, meine Gesundheit verbesserte sich ungemein, doch ich brauchte mehr. Ich hatte keine Energie und ich musste mich sehr strickt an meine Diät halten, sonst kamen die Verdauungsprobleme sofort zurück. Dann, eines Tages, schenkte mir eine Freundin, Gott segne sie, ein Buch, von dem sie meinte, es könnte mich interessieren: *Die wundersame Leber- und Gallenblasenreinigung*. Ich habe bis jetzt 6 Reinigungen durchgeführt und ich bin noch nicht fertig, doch der Unterschied ist so beeindruckend, dass ich mit großer Überzeugung davon reden kann. Die letzten sechs Monate waren für mich einfach unglaublich. "Ich habe bis jetzt ca. 2.000 Steine ausgeschieden, von der Größe einer Erbse bis zu der eines Golfballs. Es gab auch zusätzliche und unvorhergesehene Vorteile, da ich einen Tumor und verschiedene Arten von Parasiten ausgeschieden habe. Meine Veränderung von einer gebrechlichen und kränkelnden Person zu einer strahlenden und starken Frau ist unglaublich. Meine Verdauung ist völlig normal geworden, was ich vorhehr noch nie erfahren durfte. Ich habe, solange ich mich erinnern kann, unter Nebenhöhlenproblemen gelitten. Jetzt normalisiert sich die Situation und meine Allergien verschwinden. Meine Freunde und meine Familie sind Zeugen dieser dramatischen Veränderungen in mir und können es nicht fassen, wie viel Energie ich jetzt habe. Die körperlichen und geistigen Veränderungen sind so unglaublich, dass ich es einfach der ganzen Welt kundtun möchte. Das Leben kann einfach nicht besser werden! Jeden Tag bin ich dankbar und fühle mich verpflichtet, *Die wundersame Leber- und Gallenblasenreinigung* mit all denen zu teilen, die einen natürlichen Weg der Selbsthilfe und ein neues Leben suchen. Diese Gefühle sind so neu für mich, dass ich jeden Morgen aufwache und denke, es war nur ein Traum. Mein Traum ist wahr geworden! Ein Leben ohne Gesundheit ist kein Leben. Es ist einfach bemerkenswert und mein Leben hat gerade begonnen!"

Debbie Perez, Deutschland

„Ich habe vor drei Wochen meine 11. Leberreinigung durchgeführt, und diesmal waren keine Steine mehr dabei. Ich habe über einen Zeitraum von ca. 12 Monaten mehr als neuntausend Steine ausgeschieden. Meine Gesundheit hat sich enorm verbessert: keine Müdigkeit mehr, Unmengen an Energie! In den zwölf Monaten vor der ersten Reinigung hatte ich eine Krankheit nach der anderen, unzählige „Whitlow-Infekte" an den Fingern (digitaler Herpes), wegen denen ich ins Krankenhaus musste, um intravenös Antigene verabreicht zu bekommen. Dann bekam ich die Windpocken, gefolgt von Gürtelrose und habe ziemlich hässliche Narben davongetragen. Bald bekam ich Enzephalitis, wodurch meine Augen geschwächt wurden. Ich muss gestehen, zu dem Zeitpunkt war mein Wille, wieder zu genesen, nicht sehr stark. Ich litt eine Weile lang unter Diarrhö. Ich hatte auch ein ekliges Mundgeschwür, von dem mein Zahnarzt sagt, es hätte meinen Kieferknochen ziemlich angegriffen. Aber jetzt fühle ich mich wieder verdammt gut und das verdanke ich Ihnen und Ihrem Buch. Vielen herzlichen Dank."

Robert M., Großbritannien

„Einer meiner Patienten, 33 Jahre alt, ist ein sehr netter Mann. Ihm wurde zwei Jahre zuvor ein gutartiger Gehirntumor operativ entfernt und er litt seit dem Alter von 10 Jahren an Kopfschmerzen. Ein Jahr nach der Operation hatte er immer noch heftige Schmerzen; er musste bei der Arbeit ausfallen und sich vor Kälte zitternd und dennoch schwitzend ins Bett legen. Vor einem Jahr öffnete der damalige Chirurg seinen Kopf wieder, um den "Flüssigkeitsdruck" zu mindern (als CST kann ich das mit meinen Händen tun!). Die Kopfschmerzen hielten an. Er hatte auch mehrmals am Tag Anfälle, wo ihn 30 Sekunden lang Schübe von Kribbeln im Kopf befielen, was vor allem beim Autofahren ein großes Problem war. Ich empfahl ihm, Leberreinigungen durchzuführen. Bis jetzt hat er zwei davon gemacht. Die letzten drei Wochen seit der letzten Reinigung waren die „besten seit vielen Jahren": keine Kopfschmerzen mehr, keine Kribbel-Anfälle, seine Gesichtshaut ist rein und gesund, die Augen strahlen, er fühlt sich großartig. Während der zweiten Reinigung hat er Tausende von Steinen ausgeschieden, er konnte gar nicht fassen, wie viele es waren. Er ist wirklich dankbar und sehr erfreut über die Ergebnisse und über das Buch."

Geoffrey M., Naturheilpraktiker, Großbritannien

„Ich dachte, vielleicht interessiert Sie der letzte Bericht meines Kardiologen, den ich am Montag gesehen habe, da es nun etwas über ein Jahr her ist, seit meinem Herzinfarkt." Dies war der erste Satz einer e-Mail, die mir Susan, eine 62-jährige Patienten aus Arizona, neulich geschickt hat. „Er war erst ein bisschen irritiert, als er mich sah, denn ich hatte seit vergangenem August keine Medikamente mehr genommen. Als wir ins Gespräch kamen, sagte er, dass er mir wahrscheinlich wieder einige Medikamente verschreiben würde, aber vorher wolle er noch ein EKG und einen Stress-Test machen.

Ich war damit einverstanden, und beide Tests wurden in seiner Praxis gemacht. Als ich auf dem Laufband war, wurde ich müde, also sagte ich dies den Assistenten, und die antworteten: „Sie sind vielleicht müde, aber Ihr Herz nicht!" Sie sagten mir, die Ergebnisse von EKG und Stress-Test seien beide im normalen Bereich. Als der Kardiologe wieder den Raum betrat, sagte er: „Ich fasse es nicht, ich fasse es einfach nicht. Diese Tests zeigen ein gesundes Herz, keine einzige Schwäche! Also gehen Sie nach Hause, machen Sie weiterhin, was Sie bis jetzt gemacht haben und kommen Sie in sechs Monaten zurück." Er hat die Medikamente nicht mehr erwähnt."

Ihre Nachricht endete damit, dass sie sich für die Ratschläge und die Empfehlungen bedankte, die es ihr ermöglichten, wieder ein gesundes, normales Herz zu haben. Susan ist eine von Tausenden von Patienten, bei denen eine unheilbare Herzkrankheit diagnostiziert wurde, doch dank der Leberreinigung und Änderungen in ihrer Ernährung und Lebensweise, hat sie diesem Urteil trotzen können.

„Ich habe seit ungefähr 15 Jahren Gallensteine. Bei der ersten Leberreinigung schied ich wort-wörtlich Tausende von Steinen aus. Die letzten kamen als faustgroße Klumpen heraus. Es war absolut schmerzfrei."

P.B., Spanien

„Ich bin 46 Jahre alt, Geschäftsführer einer Entwicklungsfirma im mittleren Westen und benötige Medikamente gegen Hyperthyreose (Schilddrüsenüberfunktion). Deswegen muss ich mich zweimal im Jahr einem Bluttest unterziehen, um mein endokrines System zu überprüfen. Vor zwei Jahren haben die Tests auch erhöhtes Cholesterin von 229 mg% [200 mg pro 100 ml] angezeigt. Mein Endokrinologe wollte mir ein Cholesterin senkendes Mittel, Lipitor,[17] verschreiben, ich habe dies aber strickt abgelehnt.

Danach hatte ich einen Termin bei Andreas Moritz, wo ich lernte, meine Ernährung umzustellen und meine Leber zu reinigen. Nach zwei Leberreinigungen waren meine Cholesterinwerte im Blut auf 177 mg% gesunken. Mein 65-jähriger Arzt konnte die Ergebnisse nicht fassen. Er hatte noch niemals so eine schnelle Besserung erlebt. Er wurde neugierig und wollte mehr über die Leberreinigung erfahren.

Darüber hinaus wurde während der letzten zwei Jahre die Dosierung von meinem Hyperthyreose-Mittel SYNTHROID® von 0,175g auf 0,125g reduziert, und es wird noch weitere Reduzierungen geben. Ich habe vor Kurzem meine sechste Leberreinigung durchgeführt und ich freue mich auf weitere Verbesserungen meiner Gesundheit und Vitalität.."

Bryant Wangard, Minnesota, USA

„Am Tag nach meiner Colon-Hydro-Anwendung, nachdem ich ca. 150 Gallensteine ausgeschieden hatte, fühlte ich auf einmal, wie etwas in meinen Dickdarm drang. Ich fühlte dann, wie diese Masse sich vom Anfang bis zum Ende meines Dickdarms bewegte, ein sehr eigenartiges Gefühl. Wie dem auch sei, es gelangte ans Ende meines Dickdarms, aber wollte nicht heraus.

---

[17] Für weitere details über Lipitor und hohes Choleterin, siehe Kapitel 1.

Ich wartete zwei Tage, und als nichts passierte, nahm ich Colosan.[18] Am dritten Tag hatte ich Stuhlgang, durch Colosan fast pulverisiert, aber nachdem ich den schwarzen Schleim weggespült hatte, fand ich einen riesigen Gallenstein. Er hatte die Größe eines Golfballs. Es waren auch noch einige Steine von der Größe eines Quarters (amerikanische Münze) dabei. Ich konnte es nicht fassen. Ich habe meinen Therapeuten angerufen und eine weitere Anwendung verlangt, da ich das Gefühl hatte, es sei noch nicht vorbei. Während der Anwendung schied ich ca. 100 kleinere Steine von der Größe eines 10-Cent Stückes (kleinere amerikanische Münze) aus. Ich dachte, dass es doch nun wirklich alles sei; aber in den letzten vier Tagen schied ich mit jedem Stuhlgang weitere Steinen aus. Ich denke, insgesamt muss ich wohl um die Tausend Steine ausgeschieden haben, große, mittlere und kleine. Waow, was für ein Abenteuer! Ich verstehe einfach nicht, wie so viele und so große Steine in so einen kleinen Körper gepasst haben. Meine Energie hat sich dramatisch verbessert und mein Unterbauch ist flach und geschmeidig. Ich fühle mich einfach großartig."

D.P., Deutschland

„Ich habe vor Kurzem meine 9. Leberreinigung durchgeführt und bin über die Ergebnisse ganz begeistert. Gegen Abend am Tag der Reinigung habe ich einen verkalkten Stein ausgeschieden, der ca. 6 cm Länge und 4 cm Breite hatte (s. **Abb. 6b** und **6c**). Es folgten noch ungefähr 100 kleinere, aber ebenfalls verkalkte Gallensteine. Anscheinend war meine Gallenblase über Jahre hinweg mit diesen Steinen vollgestopft, wodurch meine Leber nicht mehr in der Lage war, mein Blut und meinen Körper richtig zu entgiften. Während jeder weiteren Leberreinigung wurden Hunderte von Steinen ausgespült und die sofortige Wirkung war phänomenal: weiße, glänzende Augen, eine positivere Einstellung, viel weniger Frust und Ärger und eine verbesserte Verdauung. Aber nichts hatte mich auf die Auswirkung dieser 9. Reinigung vorbereitet: Die Schmerzen, die ich über so viele Jahre im ganzen Körper hatte und auch die chronische Steifheit im Nacken-Schulter-Bereich, im Rücken und in den Gelenken, sind über Nacht verschwunden. Früher hat während einer Massage, einer Shiatsu-Stunde oder einer Korrektur durch einen Chiroprakter auch nur der leichteste

---

[18] Colosan ist ein wirkungsvoller Darmreiniger, der in *Timeless Secrets of Health and Rejuvenation* beschrieben wird.

Druck auf fast jeden Körperbereich starke Schmerzen ausgelöst. Jetzt gibt es absolut keine Schmerzen mehr.

Bevor ich mit den Reinigungen angefangen habe, musste ich über ein Dutzend verschiedener Medikamente und Nahrungsergänzungsmittel einnehmen. Schon nach der ersten Leberreinigung konnte ich mein Schilddrüsen-Medikament absetzen, welches ich über fünf Jahre lang genommen hatte.

Da ich eine Frau mittleren Alters der "Baby-boom"-Generation bin, die sich dem Klimakterium näherte, war ich überrascht, als nach einigen Reinigungen meine Menstruation wieder begann, was darauf hindeuten könnte, dass in meinem Fall der frühe Zeitpunkt des Klimakteriums durch eine verstopfte Leber und einen verstopften Dickdarm bedingt war. Andere unglaubliche und wunderbare Vorteile sind eine erhöhte sexuelle Lust und ein Gefühl, sexy zu sein, ein vermindertes Verlangen nach "Junk-food" und eine insgesamt jüngere Einstellung – viel freudvoller und optimistischer, als ich es in den letzten 10 Jahren war. Meine tiefe Dankbarkeit geht an Andreas Moritz dafür, dass er uns auf dieses unschätzbar wertvolle Verfahren aufmerksam gemacht hat und in diesem Fall auch dafür, dass er mein Leben gerettet hat!"

L.M., Kalifornien, USA

„Bis zur Reinigung Nummer 11 hatte ich wirklich nicht viel zu sagen, außer dass ich über 2.000 Steine ausgeschieden hatte. Aber seit der letzten Reinigung ist mein Gesicht nun 13 Tage (und ich zähle weiter!) Zum ersten Mal, seitdem ich 14 Jahre alt war, absolut frei von Akne. Dies ist für mich ein wichtiger Durchbruch, denn in den letzten 22 Jahren, habe ich jeden Morgen den Blick in den Spiegel gefürchtet. Auch wenn die Akne in meinem erwachsenen Leben nicht so ausgeprägt war, war sie trotzdem eine Last. Die Mittelschule war eine Tortur wegen der schlimmen Akneausschläge. Ich sehe es als ein Wunder an, dass ich jemandem in die Augen sehen kann und ich mich nicht für mein Gesicht schämen muss. Es ist ein wunderbares Gefühl!"

P.V., Minnesota, USA

„Ich habe die Reinigung bis jetzt vier Mal durchgeführt und viele Steine ausgeschieden. Im Oktober letzten Jahres hatte man mir dringendst empfohlen, mich operieren zu lassen, aber meine Schmerzen sind weg und meine Verdauung wird immer besser."

Alexi, USA

Meine eigene Geschichte:

„Als ich acht Jahre alt war, schaute mein Onkel, damals in Deutschland führend in der Iris-Diagnostik[19], meine Augen an, und sagte mir, ich hätte „Steine" in der Leber. Seit meinem sechsten Lebensjahr hatte ich Verdauungsschwierigkeiten. Während der 12 folgenden Jahre litt ich unter so verschiedenen Problemen wie juvenile rheumatoide Arthritis, Arrhythmie, chronische Verstopfung und Migräne, schreckliche Albträume, Hauterkrankungen und eine kurze Skoliose. Alle 4-5 Wochen hatte ich Ohnmachtsanfälle, während ich in einer Kirche, einer Bank oder bei der Post war. Die Ohnmachtsanfälle wurden immer schlimmer und waren von Erbrechen und Diarrhö begleitet. Ich war danach jedes Mal 3-4 Tage lang krank im Bett. Kein Arzt war in der Lage, mir für diese entkräftenden Symptome eine Erklärung zu geben.

Mit 15 begann ich das Verdauungssystem zu studieren und änderte oft meine Ernährungsweise, um herauszufinden, ob die Wahl meiner Nahrungsmittel in irgendeiner Weise meine Leiden begünstigte. Schließlich wurde klar, dass ich mich mit Nahrung tierischen Ursprungs (Fleisch, Fisch, Hähnchen, Eier, Käse, Milch) wortwörtlich vergiftet hatte. Nachdem ich diese Nahrungsmittel völlig mied, verschwanden die meisten meiner Symptome. Dennoch schien meine Leber träge, die Skoliose war noch vorhanden und es bahnte sich eine neue Reihe von Krisen an. Ungefähr 10 Jahre später fing ich an, unter schweren Gallenkoliken zu leiden. Die Steine, die mein

---

[19] Die Iris-Diagnostik oder die Wissenschaft der Augen-Deutung ist in Deutsch-land und in mehreren anderen Ländern eine medizinisch anerkannte Methode der Diagnose. Sie kann durch genaue Beobachtung der Iris schnell das Vorhandensein und die Ursachen von körperlichen Leiden enthüllen.

Onkel Jahre zuvor gesehen hatte, hatten sich um ein Vielfaches vergrößert und vermehrt. [Wenn Steine nicht völlig entfernt werden, blockieren sie weiterhin die Gallengänge, was die Bildung von weiteren Steinen verstärkt.] Insgesamt hatte ich 40 sehr schmerzhafte Koliken, die jeweils 3-10 Tage andauerten. Sie waren meistens von Erbrechen und Diarrhö, Kopfschmerzen, grausamen Rückenschmerzen und schlaflosen Nächten begleitet. Da ich in meinem Leben nie geimpft wurde und noch nie Schmerzmittel oder Medikamente genommen hatte, kamen diese jetzt auch nicht in Frage. Darüber hinaus war ich entschlossen, eine wahre Lösung für dieses Problem zu finden.

Ich begann mit verschiedenen Kräutern, Behandlungen und Leberreinigungsmethoden zu experimentieren, die in unterschiedlichen Kulturen und Epochen angewandt wurden. Das Verfahren, das in diesem Buch beschrieben wird, ist das für mich wirkungsvollste von all den Methoden, die ich erforscht, getestet und ausprobiert habe. Während meiner ersten Leberreinigung schied ich über 500 Gallensteine aus. Meine Gallenkoliken hörten von diesem Tag an auf. Andere Probleme wie Rücken- und Gelenkschmerzen, meine Skoliose und die Verdauungsprobleme verbesserten sich mit jeder Reinigung. Nach 12 Reinigungen und um 3.500 Gallensteine leichter, war meine Leber völlig sauber und endlich war meine Gesundheit so, wie ich sie mir immer gewünscht hatte. Heute beglückwünschen mich Leute zu meiner jugendlichen Vitalität, meinem Lebensdrang und meinem fitten, flexiblen Körper, alles Dinge, von denen ich vor 30 Jahren nicht hätte träumen können."

Andreas Moritz, Minnesota, USA

Kapitel 8

Häufig gestellte Fragen

Im Folgenden finden Sie die meist gestellten Fragen und die entsprechenden Antworten in Bezug auf Gallensteine, Leberreinigungen und Darmgesundheit.

F. Ist es möglich, dass es ganz natürlich oder sogar von Vorteil sein kann, eine gewisse Anzahl von Gallensteinen in der Leber zu haben?
A. Absolut nicht. Die Gallengänge sind dazu da, die Galle, ähnlich wie Wasserleitungen das Wasser zu Ihrem Haus oder zu den Feldern bringen, von den Leberzellen zum Darmtrakt zu transportieren. Blockierte Gallengänge zu haben heißt auch, dass die Sauerstoff- und Nährstoffzufuhr zu den Leberzellen behindert ist. Dies ist in völligem Widerspruch zum Aufbau des Körpers. Es gibt also keine Vorteile darin, verstopfte Gallengänge zu haben. Da Galle auch Schlacken aus der Leber transportiert, behindern verstopfte Gallengänge diese lebenswichtige Funktion, was die Leber schädigt und den Körper vergiftet.

F. Ich habe mehrere Tage nach der Colon-Hydro-Anwendung, die ich nach der Leberreinigung ausführen ließ, noch Steine ausgeschieden und fühlte mich sehr müde, bis sie alle entfernt waren. Wie kann ich sicherstellen, dass alle Steine, die aus der Leber gespült werden, auch meinen Körper verlassen?
A. Bei den meisten Menschen werden die letzten Steine während der Colon-Hydro-Anwendung ausgespült, die nach der Leberreinigung durchgeführt wird. Wenn Sie weiterhin ein Gefühl von Mattheit in Kopf haben, sich müde fühlen oder andere Symptome von Körpervergiftung haben, nehmen Sie einen der Darmreiniger wie Aloe-Vera-Saft, Rizinusöl, Colosan usw. Hören Sie mit der Einnahme auf, sobald Sie sich besser fühlen. In manchen Fällen könnte eine zweite Colon-Hydro-Anwendung angesagt sein. Diese Art von

Schwierigkeiten ist selten und wird durch einen "spastischen Darm" verursacht, eine chronische Störung eines Teils des Dickdarms, welche die Peristaltik verhindert.

F. Ich bin schwanger. Ist es ok, wenn ich eine Leberreinigung durchführe?

A. Auch wenn die Leberreinigung keine bekannten Nebenwirkungen für Mutter und Kind hat, ist es empfehlenswert, die Leberreinigung bis zu sechs Wochen nach der Geburt zu verschieben. Bei zukünftigen Schwangerschaften rate ich Ihnen jedoch, vor der Zeugung frei von Gallensteinen zu sein. Dies wird allerbeste Gesundheit für Sie und Ihr Kind vor und nach der Schwangerschaft gewährleisten.

F. Ich vertrage keinen Apfelsaft. Gibt es eine Alternative?

A. Die Apfelsäure im Apfelsaft scheint am besten geeignet zu sein, die Leber und die Gallenblase darauf vorzubereiten, Gallensteine einfach und wirkungsvoll auszuspülen. Versuchen Sie, den Apfelsaft langsam und/oder mit Wasser verdünnt zu trinken. Wenn Sie den Apfelsaft immer noch nicht vertragen, können Sie 1,5-2g Apfelsäurepulver aufgelöst in zwei Gläsern Wasser zu sich nehmen. Das Kraut Gold Coin Grass ist eine weitere gute Alternative (siehe Details in Kapitel 4).

F. Ist es besser, die Lebereinigungen alle zwei Wochen durchzuführen oder sie über einen längeren Zeitraum zu verteilen, so ca. alle zwei bis drei Monate?

A. Es ist Ihre Entscheidung. Nach einer Leberreinigung dauert es ungefähr zwei Wochen, bis genügend Gallensteine von den hinteren Teilen der Leber zu den zwei Lebergallengängen (die aus der Leber herausführen) gewandert sind, damit eine weitere Spülung sich lohnt. Sie können jede zwei Wochen eine Reinigung machen, bis Sie keine Steine mehr ausscheiden oder sich zwischen den Reinigungen mehr Zeit lassen. Wenn Sie sich für den Zwei-Wochen-Takt entschieden haben, beginnen Sie zwei Wochen nach dem Ausscheidungstag mit der nächsten Apfelsaftphase. Die meisten Menschen ziehen es vor, monatlich eine Reinigung zu machen. In jedem Fall ist es wichtig, dass Sie *alle* Steine entfernen, ob groß oder klein. Einige kleine, in einem größeren Gallengang angehäufte Steine können starke, unangenehme Symptome im Körper hervorrufen, wie Verdauungsstörungen, Blähungen, Kopf- und Rückenschmerzen usw.

F. Sollte ich während meiner Tage eine Leberreinigung lieber meiden?

A. Auch wenn die Leberreinigung während der Tage genauso wirkungsvoll ist, ist es für Frauen praktischer und angenehmer, die Leberreinigung vor oder nach ihrer Periode durchzuführen. Da die monatliche Blutung eine Form der Reinigung ist, ist es für den Körper besser, nicht zwei Reinigungen auf einmal zu tätigen.

F. Ist es wirklich notwendig, vor und nach der Leberreinigung eine Darmreinigung durchführen zu lassen?

A. Für optimale Ergebnisse sollte immer eine Form von Darmreinigung (siehe *Halten Sie Ihren Darm sauber* in Kapitel 5) vor und nach der Leberreinigung erfolgen. Die schnellste und verlässlichste Methode, den Darm von Spastik oder Verstopfung zu befreien, ist die Colon-Hydro-Therapie. Wenn Ihr Colon-Hydro-Therapeut Ihren Darm für sauber erklärt hat, können Sie die Anwendung vor der Leberreinigung durch eine andere Form der Darmspülung ersetzen. Setzen Sie die Anwendungen nach jeder Leberreinigung jedoch weiterhin fort, idealerweise binnen dreier Tage. Diese Spülung entfernt Gallensteine, die eventuell noch im Dickdarm verharren. Die Erfahrung zeigt, dass immer einige Steine zurück bleiben, und diese können Reizungen oder Entzündungen hervorrufen. Ich rate Ihnen dringendst, keine Leberreinigung durchzuführen, wenn Sie danach keine Darmspülung machen.

F. Ich habe bis jetzt drei Leberreinigungen durchgeführt und insgesamt ca. 900-1000 Steine aller Größen und Farben ausgeschieden. Die Mehrzahl der Steine wurde bei der zweiten und der dritten Reinigung ausgespült. Wann wird sich meine Leber verbessern?

A. Ihre Leberfunktionen haben sich von dem Moment an verbessert, als der erste Stein ausgeschieden wurde. Gallensteine, die die

Lebergallengänge blockieren, ersticken die benachbarten Leberzellen. Die Steine durch eine Leberreinigung zu entfernen, hilft ihnen wieder zu „atmen", mehr Galle zu produzieren und das Blut effizienter zu entgiften. Auch wenn die größeren Gallengänge immer wieder verstopfen, weil sich Steine aus den kleineren Gallengängen in ihnen sammeln, werden auch sie irgendwann (durch wiederholte Reinigungen) frei. Wenn alle Steine entfernt sind, kann die Leber sich selber reparieren und ihre normalen Funktionen wieder aufnehmen.

F. Wie lange braucht es, bevor sich die Vorteile einer Reihe von Reinigungen, sagen wir von 6-8 Spülungen, auswirken?

A. Wenn Ihre Leber den letzten Gallenstein ausgeschieden hat, wird Ihre Verdauungsfunktion sich dramatisch verbessern und dies wird sich auf jeden Körperteil auswirken. Es wird auch dem restlichen Körper die Gelegenheit geben, sich zu reinigen und die Schäden zu beheben, welche durch die Ansammlung von Gallensteinen in der Leber und in der Gallenblase entstanden sind. Jegliche Entgiftungsreaktion, die durch die Entfernung der Steinen entsteht, ist als positive Nebenwirkung zu betrachten. Wenn die anderen Ursachen schlechter Gesundheit auch behoben worden sind (siehe „Gallensteine verhindern: Eine einfache Anleitung", Kapitel 5), wird diese Reaktion nur von kurzer Dauer sein, und durch ein neues Gefühl von Wohlsein und Vitalität ersetzt werden. Nachdem die Leber völlig gereinigt ist, dauert es ungefähr sechs Monate, bis sich alle Leberfunktionen wieder normalisiert haben. Eine saubere Leber zu haben, ist die beste Garantie für ein Leben, das frei von Krankheiten ist.

F. Ich bin 76 Jahre alt und leide unter Osteoporose, Verdauungsstörungen und einigen anderen Problemen. Kann eine Leberreinigung für jemand in meinem Alter noch von Vorteil sein?

A. Das Alter ist für die Gesundheit des Körpers kein Hindernis. Solange Ihre Leber funktionsfähig ist, kann die Leberreinigung ein wirksames Mittel sein, ihre Funktionen zu optimieren, indem sie Ihren Körperzellen Nährstoffe und Energie zuführt. Die negativen Seiten des Alterns sind lediglich ein sich verschlimmernder Zustand von

Unterernährung und Vergiftung, und beides kann mit einer Reihe von Leberreinigungen und einer Ernährungsanpassung verbessert werden. Bei älteren Menschen wirkt die Leberreinigung sehr gut und sie zeigen mehr Energie, körperliche Beweglichkeit und Klarheit im Geist, haben einen besseren Appetit, mehr Sinnesfreude und ein stärkeres Selbstwertgefühl. Neben der Verbesserung ihrer körperlichen und geistigen Verfassung berichten sie oft, dass sie „wieder zum Leben erwacht sind". Kein älterer Mensch sollte an geistiger Verwirrung sterben. Würde die Leberreinigung in Institutionen für ältere Menschen eingeführt, könnte sie diesen Menschen ihre Gesundheit, ihre Würde und ihre Unabhängigkeit wieder geben und ihnen vielleicht sogar einen neuen Start in eine neue, pulsierende Lebensphase ermöglichen.

F. Ultraschall-Untersuchungen haben ergeben, dass ich eine Fettleber habe. Mein ganzer Körper ist geschwollen und ich habe mehrere Verhärtungen in den Brüsten und in der Schilddrüse. Meine Cholesterinwerte sind stark erhöht und ich erbreche oft. Kann mir eine Leberreinigung helfen?

A. Bis heute gibt es keine konventionelle Therapie, die Fettablagerungen in der Leber entfernen kann. Aber Sie können sich selber und Ihrem Arzt beweisen, dass man Fettablagerungen in der Leber verringern und sogar ganz verschwinden lassen kann, indem man die Gallengänge der Leber von jeglichen Gallensteinen befreit. Die Ablagerungen haben möglicherweise verschiedene Ursachen, wie hoher Eiweiß-, Zucker- und Alkoholkonsum, Stress und Mangel an gutem Schlaf. Was auch immer die Ursache für Ihre verstopfte Leber ist, durch wiederholte Reinigungen wird sie sich immer mehr erholen und sich so weit wie möglich selbst heilen. Auch wenn ich im Allgemeinen solche Untersuchungen nicht befürworte, würde ich Ihnen trotzdem empfehlen, nach der sechsten oder achten Leberreinigung noch einmal eine Ultraschalluntersuchung machen zu lassen, damit Ihr Arzt die Ergebnisse mit den ersten Bildern vergleichen kann. Der Unterschied wird wie Tag und Nacht sein. Ist die Leber erst einmal sauber, werden ähnliche Fettansammlungen in anderen Körperteilen wie Brüsten, Schilddrüse, Arterien etc. auch verschwinden, vorausgesetzt, Sie halten eine ausgewogene, eiweißarme und vorzugsweise vegetarische Ernährung und eine gesunde Lebensweise ein.

F. Kann die Einnahme von Bittersalz schädliche Nebenwirkungen haben? Ich finde, es reizt meinen Anus während der Reinigung.

A. Bittersalz (Magnesiumsulfat) findet man in Gebirgsgegenden und es ist im Meersalz enthalten. Es wird auch synthetisch hergestellt, indem verschiedene Mineralstoffe kombiniert werden. So lange Bittersalz in der für die Leber- und die Darmreinigung beschriebenen Art und Weise und in den angegebenen Dosierungen eingenommen wird, hat es keine schädlichen Nebenwirkungen. Die Reizung im Anus entsteht durch die starken Schlacken, die während der Reinigung ausgeschieden werden, und nicht von Bittersalz. Wäre Ihr Magen-Darm-Trakt völlig frei von Schlacken, würde das im Bittersalz enthaltene Magnesium einfach vom Darm resorbiert werden und würde keinen weiteren Stuhlgang verursachen (Magnesium ist ein starkes Abführmittel). Es gäbe dann keine Nebenwirkungen wie Krämpfe, Blähungen, schlechten Atem, etc. Diese Unannehmlichkeiten entstehen nur durch das Ausscheiden von Schlacken. Das Bittersalz wird im Dünndarm chemisch verändert. Mit anderen Worten, das Bittersalz, das Ihren Dickdarm erreicht, ist nicht mehr das Bittersalz, das Sie eingenommen haben.

Wenn Sie feststellen, dass während einer erfolgreichen Leberreinigung die letzten 8-10 Stuhlgänge am Morgen oder am Nachmittag nur noch aus Wasser bestehen und keine Steine oder weiße Cholesterin-Stückchen vorhanden sind, können Sie die Dosierung der zwei letzten Portionen Bittersalz halbieren. Wenn Sie Bittersalz nicht vertragen oder darauf allergisch sind, nehmen Sie Magnesiumzitrat oder versuchen Sie es mit anderen natürlichen und schnell wirkenden Darmreinigern wie Rizinusöl oder Colosan, welches aus verschiedenen Magnesiumoxiden besteht. Colosan kann beim Ener-chi Wellness Center bezogen werden (s. *Produktinformationen* am Ende des Buches). Der Nachteil bei den meisten anderen Darmreinigern ist, dass sie die Gallengänge nicht weiten und die Gallensteine dann nicht so gut in den Darm freigesetzt werden können - was doch ein wichtiger Aspekt der Leberreinigung ist.

F. Ist jeder Art von Olivenöl für die Leberreinigung geeignet?

A. Das Olivenöl sollte kalt gepresst und 100% rein sein. Normalerweise ist ein Olivenöl mit der Aufschrift „Extra Virgine" das Beste, aber lesen Sie das Etikett sorgfältig. Es sollte vermerkt sein, dass das Olivenöl nicht mit anderen Ölen vermischt ist. Leider wird in machen Ländern „Extra virgine" Olivenöl verkauft, das 80% Sojaöl enthält. Echtes Olivenöl hat eine grünlich-goldenene Farbe. Biologisches Olivenöl hat den besten Geschmack. Wenn Sie sich nicht sicher sind, testen Sie es mit dem *kinesiologischen* Muskeltest.[20] Es wurden schon andere Öle benutzt, aber sie könnten weniger wirkungsvoll sein als Olivenöl.

F. Ich habe im Internet gelesen, dass die Steine, die ausgeschieden werden, lediglich verhärtete Klümpchen Olivenöl seien. Ist das wahr?

A. Es gibt Bemühungen seitens einiger bekannter Kräuterhändler, Ärzte und Institutionen, die Leberreinigung in Verruf zu bringen, indem sie behaupten, diese Gallensteine seien aus dem Olivenöl gebildete Seifensteine oder eine Reaktion der Leber auf die große Menge Olivenöl. Diese Personen haben ihre eigenen Beweggründe, auf die ich nicht eingehen werde. Sie haben offensichtlich nie eine Leberreinigung durchgeführt, sonst wäre Ihnen bewusst, woraus diese Steine bestehen und was im Körper vor sich geht, wenn sie ausgeschieden werden.

1. Olivenöl hat nicht diesen Fäulnisgeruch, den Gallensteine haben. Und der Geruch ist auch nicht der von Stuhl.

2. Olivenöl kann nicht diese relativ harte Konsistenz annehmen, auch wenn es in einem Labor chemisch verändert würde. Es ist so-

---

[20] Es gibt viele Bücher und Videos, die einem zeigen, wie man diese einfache Testmethode anwendet. Kinesiologische Muskeltests zeigen sofort an, ob ein Nahrungsmittel für Sie geeignet ist oder nicht. Eine genaue Beschreibung finden Sie auch in *Timeless Secrets of Health and Rejuvenation*.

wieso unmöglich, da das Olivenöl sehr kurze Zeit im Magen-Darm-Trakt verweilt und es dort keinerlei Verdickungsstoffe gibt.

3. Analysen der Mehrzahl der ausgeschiedenen Gallensteine bestätigen, dass alle Bestandteile der Galle vorhanden sind. Es können auch organische Stoffe vorhanden sein. Die meisten entfernten Steine bestehen aus viele Schichten alter, grüner Galle, die sich nicht über Nacht bilden können. Die restlichen Steine sind typische verkalkte Steine aus der Gallenblase.

4. Die Olivenölmischung passiert die Leber gar nicht, wie sie es machen würde, wenn sie mit Nahrung vermischt wäre. Daher tut die Leber während der Leberreinigung nichts anderes als Gallensteine und Galle freizusetzen. Weder Leber noch Dünndarm sind in der Lage, als Seifensteinfabrik zu fungieren.

5. Wenn die Leber und die Gallenblase völlig sauber sind, werden keine Gallensteine mehr ausgeschieden. Würden diese Steine aus Olivenöl bestehen, wären sie auch dann vorhanden, wenn alle Gallengänge frei sind. Dies ist jedoch nicht der Fall.

6. Wegen ihrer Intoleranz gegenüber Olivenöl haben manche Menschen z.B. das klare Makadamianussöl für ihre Leberreinigung genommen, und sie haben dieselben grünen Steine ausgeschieden. Dieselben Steine können in den Gallengängen von sezierten Lebern gefunden werden.

7. Wenn die Steine nur Olivenölklumpen sind, wieso genesen dann so viele Menschen von chronischen Erkrankungen wie Asthma, Allergien, Krebs, Nahrungsmittelintoleranz, nachdem sie während der Leberreinigungen viele "Ölsteine" ausgeschieden haben?

8. Viele Menschen scheiden Steine verschiedener Farben aus: Schwarz, rot, weiß, gelb und mehrfarbige. Olivenöl enthält keine Farbstoffe, die verschiede Farben produzieren könnten.

9. Sie nehmen immer die gleiche Menge Olivenöl ein, scheiden aber nie die gleiche Menge Steine aus. Manchmal können es nur 20 Steine sein, aber bei anderen Leberreinigungen können Sie bis zu 1.000 Steine ausscheiden.

10. Menschen, die ihre Steine analysieren ließen, haben Berichte erhalten, die bestätigen, dass fast alle Steine aus Cholesterin und Salzen bestehen, ganz wie Cholesterinsteine, die aus der Gallenblase entfernt werden. Eine sehr geringe Anzahl Klümpchen bestehen aus unbekanntem organischen Material.

11. Eine gewisse Anzahl Personen, einschließlich meiner selbst, haben manchmal am Abend der Ausscheidungsphase grüne Cholesterinsteine ausgeschieden, noch bevor die Olivenölmischung eingenommen wurde. Andere Menschen, die schon mehrere Reinigungen durchgeführt hatten, haben berichtet, dass Steine schon während der Apfelsaftphase ausgeschieden wurden. Die Steine, die von alleine ausgeschieden werden, haben keine andere Form, Farbe oder keinen anderen Geruch, als die, die während der eigentlichen Reinigung ausgespült werden.

12. Es ist die konventionelle Medizin und nicht Andreas Moritz, die bewiesen hat, dass es Cholesterinsteine in den Gallengängen der Leber gibt. Der Fachausdruck für diese Steine ist: "Intrahepatische Steine" oder „Gallensteine". Die grünen Steine, die sich aus Cholesterin und einigen Gallenbestandteilen zusammensetzen, sind ölig und zersetzen sich, wenn sie warmen Temperaturen und Sauerstoff ausgesetzt sind. Das Cholesterin selber besteht zu 96% aus Wasser. Diese Cholesterinsteine werden schnell durch Bakterien abgebaut, wenn sie dem Tageslicht ausgesetzt werden.

13. Es gibt viele Fotos von sezierten Lebern im medizinischen Archiv der Universitätskliniken, die diese Steine in den Lebergallengängen zeigen.

Die Leberreinigung ist nicht die Folge eines Placebo-Effekts. Die verkalkten Steine, die normalerweise nach 5-8 Leberspülungen durch die Gallenblase freigesetzt werden, sind identisch mit denen, die in sezierten Gallenblasen gefunden werden. Sie zersetzen sich nicht und bleiben steinhart. Nur halbverkalkte Steine können mit der Zeit schrumpfen, aber die verkalkte Schale bleibt intakt.

Ich selber habe über einen Zeitraum von 10 Jahren unter mehr als 40 Gallenkoliken leiden müssen, und meine Gallenblase war voll mit Steinen, was eine schmerzhafte Skoliose verursachte. Seit meiner ersten Leberreinigung hatte ich keine Kolik mehr und meine Skoliose verschwand mit anderen Gesundheitsproblemen nach der 12. Reinigung. Danach habe ich während meinen jährlichen Reinigungen nie wieder einen Stein ausgeschieden, dabei habe ich die exakt gleiche

Prozedur angewandt. Meine Gallenblase ist nun völlig sauber und arbeitet effizient.

Es gibt Tausende von Menschen auf der Welt, die ihre Gallenblase durch Leberreinigungen gerettet haben. Andere haben wieder völlige Gesundheit erlangt und sogar ihr eigenes Leben durch die Reinigungen gerettet. Die Leute, die falsche Aussagen machen, verhindern, dass ihre Mitmenschen und sie selber ihre Gesundheit verbessern, und mit dieser Tatsache werden sie leben müssen.

F. Ich nehme Nahrungsergänzungsmittel. Sollte ich sie auch während der Leberreinigung weiter nehmen?
A. Es ist ratsam, jegliche Ergänzungsmittel oder Medikamente während der Reinigung zu meiden, es sei denn, sie sind absolut unverzichtbar. Darüber hinaus werden sie umsonst genommen, da sie mit der Galle und dem Bittersalz wieder ausgespült werden. Medikamente oder Substanzen wie Schlaftabletten haben unter Umständen eine unterdrückende Wirkung, die die Wirksamkeit der Leberreinigung zunichte machen kann.

F. Ich habe bis jetzt acht Leberreinigungen durchgeführt und fühle mich großartig. Fast alle meine Symptome wie Magengeschwüre, Sinusitis und Kopfschmerzen sind spurlos verschwunden. Insgesamt muss ich um die 2.500 Steine ausgeschieden haben. Was ich nicht verstehe, ist, dass ich während meiner ersten Leberreinigung überhaupt keine Steine ausgeschieden hatte und während der zweiten nur sechs oder sieben kleine Steine. Während der folgenden Reinigung spülte ich zu meinem Erstaunen ca 1.000 Stein aus. Haben Sie eine Erklärung dafür, warum ich bei den ersten zwei Reinigungen keinen Erfolg hatte?
A. Sie sind einer dieser seltenen Fälle, wo die Hauptgallengänge der Leber so sehr mit Gallensteinen verstopft waren, dass es drei Reinigungen benötigte, um diese harten Strukturen aufzuweichen und zu lockern. Es stimmt nicht, dass die ersten zwei Reinigungen ohne Erfolg blieben. Den Erfolg hatten Sie. Sie haben Tiefenarbeit geleistet, haben sozusagen die Steine hochgeschaufelt, und die folgenden

Reinigungen haben das, was hochgeschaufelt wurde, einfach weggespült - dank Ihrer Geduld und Ausdauer!

F. Während meiner insgesamt fünf Leberreinigungen habe ich über 1.200 Steine ausgeschieden. Bei der fünften Reinigung wurden jedoch nur ca. 20 Steine ausgespült. Heißt das, dass meine Leber nun sauber ist?

A. Nicht unbedingt. Es könnte sein, dass Ihre fünf Reinigungen mit Erfolg alle Steine aus einem der Hauptgallengänge und dessen Verzweigungen entfernt haben, doch der zweite könnte noch verstopft sein. Weitere Reinigungen können diesen auch frei machen. Es könnte sogar sein, dass Sie bei zukünftigen Spülungen mehr Steine ausscheiden als bisher.

F. Ist es nicht notwendig, nach einer Leberreinigung dem Körper wieder Elektrolyten zuzuführen und die Darmflora wieder aufzubauen?

A. Auch wenn es sich vernünftig anhört, dem Körper wieder das zu geben, was er verloren hat, ist es aus meiner Erfahrung her besser, den Körper sich selbst zu überlassen. Auf diese Art und Weise wird der Körper ermutigt, sich um sich selbst zu kümmern, anstatt dass ihm von außen "Krücken" aufgezwängt werden. Darüber hinaus ist es viel einfacher, Elektrolyten und freundliche Darmbakterien wieder auszugleichen, wenn der Darm sauber ist. Das Gleichgewicht wird tatsächlich binnen 24 Stunden wieder hergestellt.

F. Welche Rolle spielen Gallensteine bei Kinderkrankheiten? Sie haben Diabetes erwähnt, aber wie steht es um Erkrankungen wie Leukämie, juvenile rheumatoide Arthritis, usw.? Ist es möglich, dass ein Kind schon in jungen Jahren genug Gallensteine gebildet hat, um schwer zu erkranken?

A. Es ist offensichtlich, dass Gallensteine sich bei Kindern genau so leicht bilden können, wie bei Erwachsenen. In der Tat ist das Alter kein Risikofaktor für Gallensteine. Es ist egal, ob es sich um ein Kind oder einen Erwachsenen handelt, wenn diese Person regelmäßig „Light"-Erfrischungsgetränke trinkt, Hamburger oder fettreduzierte Nahrungsmittel zu sich nimmt, werden sich Gallensteine bilden. Viele

Kinder werden regelrecht durch ihre Ernährung vergiftet, auch durch die beliebten "gesunden" Frühstücksflocken.[21] Es überrascht nicht, dass sich bei vielen Kindern heutzutage schon Hunderte, manchmal Tausende von Gallensteinen in der Leber angesammelt haben. Je mehr Gallensteine sie haben, desto mehr werden sie für die von Ihnen erwähnten ernsten Krankheiten anfälliger sein. Ich hatte vor meinem sechsten Lebensjahr schon Gallensteine und fing an mit acht Jahren unter schlimmen Erkrankungen zu leiden, nur weil meine Ernährung tierisches Eiweiß enthielt.

F. Wie lange dauert es, bis sich in der Leber ein erbsengroßer Gallenstein gebildet hat? Ist es möglich, dass sie sich schneller bilden, als das man sie ausscheiden kann?

A. Es hängt davon ab, wie viele Gallensteine schon vorhanden sind, was für Nahrungsmittel und Getränke Sie zu sich nehmen und wie ausgeglichen Ihre emotionale Verfassung und Ihre Lebensweise sind. Alkohol, Kaffee und andere stimulierende oder wassertreibende Substanzen wie Zucker und Fleisch können zu einer fast sofortigen Verdickung der Galle führen, und dadurch zur Bildung von Gallensteinen. Manche Steine können in einigen Wochen die Größe einer Erbse erreichen.

F. Ich habe viele Leberflecke auf den Ober- und Unterwarmen, einige davon sind erst in den letzten Jahren erschienen. Ist dies ein Anzeichen von Gallensteinen, genauso wie Altersflecke auf den Handrücken oder braune Flecke auf den Schläfen? Verschwinden Leberflecke und Hautverfärbungen, wenn die Leber frei von Gallensteinen ist?

A. Die Mehrzahl dieser Hautflecken steht in direktem Zusammenhang zu vorhandenen oder sich bildenden Gallensteinen in den Gallengängen von Leber und Gallenblase. Viele von ihnen verblassen oder verschwinden, wenn die Leber und die Gallenblase völlig sauber sind oder, in manchen Fällen, nach dem Ausscheiden der Mehrzahl

---

[21] Für Details über erstaunliche Forschungsergebnisse mit Bezug auf Frühstücksflocken, s. *Timeless Secrets of Health and Rejuvenation*.

der Gallensteine. Eine weitere Ursache für Leberflecke, Sommersprossen und Altersflecke ist ein Mangel an ionischem Selen (s. *Nehmen Sie lebenswichtige ionische Mineralstoffe*, Kapitel 5).

F. Wie viele Colon-Hydro-Anwendungen muss man in der Regel machen lassen, um sauber zu sein?

A. Die Anzahl der Anwendung hängt von der jeweiligen Person ab, von ihrem Gesundheitszustand, ihrer Ernährung und ihrer Lebensweise. In manchen Fällen ist der alte Stuhl so hart und an der Darmwand verkrustet, dass es bis zu sieben Anwendungen bedarf, bevor er anfängt sich aufzuweichen und sich zu lockern. Einige Menschen haben während der ersten Anwendungen keine großartigen Erfolge. Deshalb ist es für jeden, der noch keine Colon-Hydro-Therapie gemacht hat, ratsam und empfehlenswert, mindestens drei Anwendungen, einmal die Woche, durchführen zu lassen. Es ist auch wichtig, dass Sie auf die Signale Ihres Darms achten, wie Schmerzen oder Steifheit in Nacken, in den Schultern, im Unterleib oder in den Armen. Diese Schmerzen werden Ihnen zu verstehen geben, wann es wieder Zeit für eine Darmreinigung ist. Sie können auch nach Verstopfungen im Darm suchen, indem Sie mit den Händen Ihren Bauch nach schmerzempfindlichen Stellen abtasten.

F. Haben Darmreinigungen Nebenwirkungen?

A. Es gibt keine Nebenwirkungen. Es ist jedoch möglich, dass einige Menschen nach einer Darmspülung Symptome wie bei einer Erkältung oder Kopfschmerzen haben. Schlacken, die im Körper gespeichert waren, werden nun herausgespült, und es kann sein, dass ein Bruchteil davon wieder vom Körper resorbiert wird. Solche eine Krise ist meistens schnell vorbei und die betroffene Person wird nach den nächsten Anwendungen ein stärkeres Gefühl von Wohlsein empfinden.

F. Können Darmspülungen der natürlichen Darmflora schaden?

A. Der natürlichen Darmflora, die aus freundlichen Bakterien besteht, wird nicht geschadet. Die erste Hälfte des Dickdarms ist für das Generieren und Sammeln der für eine normale Darmfunktion notwendigen freundlichen Bakterien verantwortlich. Wenn Nahrung nicht richtig verdaut wird, tendiert der Stuhl dazu, sich an den Darmwänden festzusetzen. Diese Schichten von altem Stuhl verhindern die Produktion der benötigten Darmfora durch die Darmwände. Der dadurch entstehende Mangel an Gleitmittel verstärkt die Verstopfung und verursacht eine Körpervergiftung. Diese wiederum stört das Basen-Säuren-Gleichgewicht, was die Bildung von freundlichen Bakterien weiter hemmt. Die Folge ist eine Überbevölkerung des Darms durch zerstörerische Bakterien (zerstörerische Bakterien helfen, Stuhl abzubauen, aber sie geben dabei sehr starke Toxine ab). Darmreinigungen helfen, den normalen pH-Wert im Darm wieder herzustellen. In diesem unterstützenden Umfeld werden die freundlichen Bakterien sich wieder entfalten können und die krankheitserregenden Bakterien werden es schwer haben, sich zu verbreiten.

Schlussbemerkungen

Die Leberreinigung gibt es schon lange. Alle alten Kulturen und Zivilisationen waren sich der Wichtigkeit einer sauberen Leber bewusst. Es gibt eine große Anzahl von Reinigungsmethoden, die von Generation zu Generation durch die Lehren der Ahnen oder durch traditionelle Heiler übermittelt wurden. Auch wenn die genauen Vorgänge dieser bewährten Techniken damals nicht so gut erforscht waren wie heute (durch die Methoden der wissenschaftlichen Forschung), sind sie jedoch nicht weniger gültig, wissenschaftlich und wirkungsvoll als jede anerkannte moderne Therapie. Die medizinische Wissenschaft muss akzeptieren, dass es viele nützliche Heilmethoden gibt, die über die Jahre hinweg für Millionen von Menschen wirksam waren und dass sie einen wesentlichen Unterschied in der Behandlung der schlimmsten Krankheiten der modernen Zivilisationen bedeuten können.

Jedes Haus und jedes Gerät braucht ab und an eine Art Instandhaltung und Wartung, damit deren eigentliche Funktion nicht verloren geht. Das gleiche gilt für die Leber. Kein anderes Organ außer dem Gehirn ist so komplex und verrichtet so viele lebenswichtige Funktionen. Wir bürsten jeden Tag unserer Zähne und waschen unsere Haut, weil wir wissen, dass Nahrung, Luft, chemische Stoffe, usw. Rückstände hinterlassen, die uns ein Gefühl von Unreinheit und Unwohlsein vermitteln. Es gibt jedoch nicht viele Menschen, die meinen, diese Prinzipien der Reinigung treffen auch auf die inneren Organe zu. Lungen, Haut, Darm, Nieren und Leber setzen sich mit einer Unmenge an innerlich produzierten Schlacken, dem notwendigen Nebenprodukt von Atmung, Verdauung und Stoffwechsel, auseinander.

Unter normalen Umständen kann der Körper mit den sich täglich ansammelnden Stoffwechselabbauprodukten umgehen, indem er sie sicher aus dem System entfernt. Diese normalen Umstände schließen eine nahrhafte und biologische Ernährung, eine saubere Umwelt, viel Bewegung und eine ausgeglichene, freudvolle Lebensweise ein. Doch wie viele von uns können sich rühmen, solch ein erfülltes Leben zu führen? Was passiert, wenn unsere Ernährung, Lebensweise und Umwelt nicht mehr ausgeglichen genug sind, um den Bedürfnissen unseres Körpers nach Energie, Nahrung und ungestörtem Kreislauf gerecht zu werden? Eines der Organe, das am meisten unter einer Überbelastung von Toxinen, schlechter Nahrung und Bewegungsmangel leidet, ist die Leber. Daher ist es für jeden, dem seine Gesundheit wichtig ist, unverzichtbar, dafür zu sorgen, dass die Leber gereinigt wird und frei von Verstopfungen und Schwachstellen bleibt.

Die Leberreinigung müssen Sie schon selber durchführen, das kann niemand für Sie tun. Sie ist eine Selbsthilfemaßnahme, bei der es eines tiefen Gefühls von Eigenverantwortung und Vertrauen in die natürliche, angeborene Weisheit des Körpers bedarf. Sie werden sich mit der Leberreinigung nur auseinandersetzen, wenn Sie tief in Ihrem Inneren überzeugt sind, dass Sie sie unbedingt machen müssen. Wenn Sie dies nicht spüren, dann ist es vielleicht besser, Sie legen dieses Buch zu Seite und warten noch eine Weile. Wenn die Zeit reif ist, werden Sie einen eindeutigen Impuls oder ein klares Bedürfnis verspüren, Ihre Leberfunktion zu verbessern.

Auch wenn die Leberreinigung kein Heilmittel für Krankheiten darstellt, ist sie eine Voraussetzung für den Körper, sich selbst zu heilen. In der Tat ist es so, dass es kaum ein Leiden gibt, das sich nicht durch eine verbesserte Leberfunktion erheblich lindern lässt. Um die große Bedeutung der Leberreinigung zu verstehen, muss man selber erfahren haben, wie es sich anfühlt, eine Leber zu haben, die von zwei handvoll Gallensteinen befreit worden ist. Für viele Menschen war die Leberreinigung eine „unglaubliche" Erfahrung, und daher Grund genug, sie mit all denen zu teilen, die bereit sind, sich selbst zu helfen.

Über den Autor

Andreas Moritz praktiziert intuitive Heilkunde sowie Ayurveda, Iris-Diagnostik, Shiatsu und Vibrations-Therapie. Er ist Schriftsteller und Künstler. 1954 im Südwesten Deutschlands geboren, hat Andreas schon in jüngsten Jahren unter mehreren schlimmen Krankheiten gelitten, was ihn dazu verleitete, sich noch als Kind mit Diät, Ernährung, und verschiedenen natürlichen Heilmethoden zu befassen.

Mit 20 hatte Andreas seine Lehre in der Iris-Diagnostik, die Wissenschaft der Augeninterpretation - und in der Ernährungswissenschaft absolviert. 1981 begann er in Indien mit dem Studium der ayurvedischen Medizin und bekam 1991 seinen Abschluss als qualifizierter ayurvedischer Heilkundiger in Neuseeland. Anstatt nur die Symptome von Krankheiten zu behandeln, hat Andreas sein Leben dem Verstehen und Behandeln der Ursachen von Krankheiten gewidmet. Als Folge dieses ganzheitlichen Ansatzes hat er erstaunlichen Erfolg in Fällen von tödlichen Krankheiten, bei denen die konventionellen Methoden fehlgeschlagen haben.

Seit 1988 praktiziert er die japanische Heilkunst Shiatsu, welche ihm tiefe Einsichten in das Energiesystem des Körpers gewährte. Darüber hinaus hat er acht Jahre lang aktiv das Bewusstsein und seine wichtige Rolle im Bereich der Körper-Geist-Medizin studiert.

Andreas Moritz ist der Autor von *Die wundersame Leber- und Gallenblasenreinigung, Timeless Secrets of Health and Rejuvenation (*vorher*: The Key to Health and Rejuvenation), Lifting the Veil of Duality (*vorher*: Freedom from Judgment)* und *It's Time to Come Alive (vorher: It's Time to Wake Up).* Während seiner ausgedehnten Reisen überall in der Welt wurde er als Gesundheitsberater von Staatsoberhäuptern und Regierungsmitgliedern in Europa, in Asien und Afrika zu Rate gezogen und hat viel über die Themen von Gesundheit, Körper-Geist-Medizin und Spiritualität referiert. Seine beliebten Workshops *Timeless Secrets of Health and Rejuvenation* haben Menschen geholfen, für ihre eigene Gesundheit und ihr eigenes Wohlbefinden Verantwortung zu übernehmen. Andreas leitet ein kostenloses Forum „Fragen Sie Andreas Moritz" auf der beliebten Internetseite Curezone.com (5 Millionen Leser, und es werden immer mehr). Er hat auch seine eigene Kolumne „Fragen Sie Andreas" im britischen Gesundheitsmagazin *Namaste*. Nachdem er sich 1998 in den USA niedergelassen hat, hat sich Andreas an der Entwicklung eines neuen innovativen Heilungssystems beteiligt – der *Ener-Chi Art* – welches die Ursachen von vielen chronischen Krankheiten gezielt anspricht. Ener-Chi Art besteht aus einer Reihe von Ölgemälden, welche durch die einkodierten Lichtstrahlen sofort den lebenswichtigen Energiestrom (Chi) in den Organen und den Systemen des Körpers wieder fließen lassen kann. Andreas ist auch der Erfinder von Sacred *Santèmony – Divine Chanting for Every Occasion,* einem kraftvollen System speziell generierter Geräuschfrequenzen, welche tiefsitzende Ängste, Allergien, Traumata und mental/emotionale Blockaden in Sekundenschnelle in nutzvolle Gelegenheiten des Wachstums und der Inspiration verwandelt.

Bestellungen von Produkten und Dienstleistungen des Autors richten Sie bitte an:
Webseite: http://www.ener-chi.com
E-mail: andmor@ener-chi.com
Tel (709) 570 7401 (Canada.)

Botanische Namen der Kräuter für die Nierenreinigung:
Majoran [Origanum majorana]
Katzenkralle [Uncaria tomentosa]
Beinwellwurzel [Symphytum officinale]
Fenchelsamen [Foeniculum vulgare]
Wegwarte [Chichorium intybus]
Bärentraube [Arctostaphylos]
Hortensie [Hydrangea arborescens]
Wasserdost [Eupatorium purpureum]
Eibisch [Althaea officinalis]
Goldrute [Solidago virgaurea]

Botanische Namen der Leberkräuter:
Löwenzahnwurzel [Taraxacum officinale]
Beinwellwurzel [Symphytum officinale]
Süssholzwurzel [Glycyrrhiza glabra]
Odermennig [Agrimonia Eupatoria]
Wilde Yamswurzel [Dioscorea Villosa]
Berberitze [Berberis vulgaris]
Eichenrinde [Quercus robur]
Mariendistel [Silybum marianum]
Erdrauch [Fumaria officinalis] *
 Erdrauch ist die in Europa heimische Planze, welche anstelle von der in Amrika heimischen Pflanze „Bearsfoot" [Polymnia uvedalia] eingenommen werden kann.

Colon-Hydro Therapeuten in Deutschland

Naturheilpraxis Theresia Mitterer, HP, Breslauerstr.45a, L-Stötteritz
04299 Leipzig, T. 0341-8782349/ 01702969590, www.thehealthclub.de

Naturheilpraxis Gabriele Beller-Weiß, Hubertusstraße 9, Berlin
12163 Berlin, Tel. 030 - 7913858, E-mail: Beller-Weiss@gmx.net

Naturheilpraxis Ricarda Sommerfeld, Kötteritzweg 1A, Berlin
12623, Berlin, Tel. 030-56301638, www.ricarda-sommerfeld.de

Naturheilpraxis. Blankenese, Blankeneser Landstr. 39, Hamburg
22587 HH, Tel. 040 - 86629322, www.naturheilpraxis-blankenese.de

Naturheilpraxis Jürgen Ide, Heinrich-Lohse-Straße 52, Quickborn
25451 Quickborn , Tel. 04106 - 5222, www.idemed.de

Leo Müller, Praxis für Naturheilverfahren, Lessingstr. 40, Dinslaken
46535 Dinslaken, Tel: 02064-428636, www.medicus-mueller.de

Barbara Henkel, Naturheilpraxis, Kölner Straße 7, Wenden
57482 Wenden, Tel: 02762-400828, mail: praxisbhenkel@t-online.de

Carmen Simianer, Heilpraktikerin, Neuenheimer Landstr.76, HD
69120 Heidelberg, Tel 06221- 484948, www.naturheilpraxis-simianer.de

Prof. Dr.(UNCórdobaRA) Johann Walker,Spitalgasse 20, Herrenberg
71083 Herrenberg, Tel.07032-6688, E-mail: Arzt6688@aol.com

Visnja Leyendecker, Heimbacher Dorfstr. 8 , Tel: 0791-95410977
74523 Schwäbisch Hall, www.naturheilpraxis-leyendecker.de

Heilpraxis für Allgemeinmedizin, Jürgen Uhlig, Am Römerstein 28
82205 Gilching, Tel. 08105 - 778811, E-mail: hp.uhlig@email.de

Naturheilpraxis Dr. G. Knecht, Münchener Strasse 18, Rosenheim
83022 Rosenheim, Tel.08031-353900, www.heilpraktiker-rosenheim.de

Lutz Kasberg, Heilpraktiker, Kronenstraße 20-22, Kempten
87435 Kempten, Tel. 0831/202670, www.heilpraktiker-lutzkasberg.de

Naturheilpraxis, Monika Küber, Am Rathaus 20, OT.Winterstetten
88299 Leutkirch, Tel. 07567-807, E-mail: MonikaKueber@aol.com

Naturheilpraxis HP Judith Jäckel, Konrad-Stör Strasse 85, Nürnberg
90455 Nürnberg, Tel. 0911 - 449914, www.heilpraxis-jaeckel.de

Colon-Hydro Therapeuten und Berater in der Schweiz

Praxis - Regula Blumer-Oehler, Mattenstrasse 56, Basel
CH-4058 Basel, Tel.+ Fax. 0041(0) 616811548, r.blumer@gmx.ch

Gesundheitszentrum Manja Friedrich, Obertorweg 17, Allschwil
CH-4123 Allschwil, Tel.+41(0)614839250, manja.friedrich@bluewin.ch

Praxis: corpus sanum, Katharina Bartl, Kreuzstrasse 44, Jona,
CH-8640 Rapperswil, Tel : +41(0)55 210 94 49, www.corpus-sanum.ch

Ulrike Johann, Praxis f. Ernährung, Ausleit. u.C.-Hydro, Fabrikstr.10
CH-8866 Ziegelbrücke, Tel: 0041-(0)76-3052731, www.therzentrum.ch

Naturheilpraxis Zug, Helen Dettwiler, Bundesplatz 6,
CH-6300 Zug, Tel.+41 (0) 41 712 34 30, www.naturheilpraxis-zug.ch

Weitere Colon-Hydro Therapeuten finden Sie im Internet

Beratung und Seminar zur Leberreinigung

Franziska K. Benko Häsler, Dipl.HP und Kinesiologin, Neugasse 18
CH-6340 Baar,Tel.: +41(0) 41 711 13 43, www.be-in-balance.ch

Bezugsquelle Teemischungen für Nieren und Leberreingung

Drogerie im Dorfgässli AG, E-mail: drogerie.schleiss@bluewin.ch
CH-6331 Hünenberg, Tel.0041(0) 417807722,www.drogerie-schleiss.ch

Wenn Ihnen das Buch eine Hilfe war,
bitte ich Sie darum, es weiter zu empfehlen, damit es noch vielen
anderen Menschen gute Dienste leistet.

Bestellungen und Fragen bitte an www.voxverlag.de
Wir versenden innerhalb Deutschlands portofrei !

198